U0331935

5G+医疗

新技术如何改变医疗产业商业模式

翟运开 主编

陈庆勇 陈保站 等 编著

机械工业出版社

CHINA MACHINE PRESS

本书聚焦"5G＋医疗"的关键技术与业务应用，对 5G＋医疗的产业现状、系统架构、产业应用、商业发展及未来趋势等进行了全面诠释，从发展动力、产业图谱、投融资路径、商业盈利模式、商业热点及风险控制等方面分析了 5G 改变医疗健康商业模式的发展脉络与演进趋势；最后分析了 5G＋医疗发展趋势与机遇，提出了 5G＋医疗产业的发展战略和策略建议。

图书在版编目（CIP）数据

5G＋医疗：新技术如何改变医疗产业商业模式／翟运开主编；陈庆勇等编著. —北京：机械工业出版社，2019.12
（大健康产业系列新知丛书）
ISBN 978－7－111－64357－9

Ⅰ.①5… Ⅱ.①翟… ②陈… Ⅲ.①互联网络-影响-医疗保健事业-商业模式-研究 Ⅳ.①R19-39

中国版本图书馆 CIP 数据核字（2019）第 288954 号

机械工业出版社（北京市百万庄大街 22 号 邮政编码 100037）
策划编辑：杨 冰 责任编辑：杨 冰 侯春鹏 李 浩
责任校对：郭明磊 责任印制：孙 炜
北京联兴盛业印刷股份有限公司印刷
2020 年 1 月第 1 版第 1 次印刷
145mm×210mm · 8.375 印张 · 3 插页 · 171 千字
标准书号：ISBN 978－7－111－64357－9
定价：58.00 元

电话服务 网络服务
客服电话：010－88361066 机 工 官 网：www.cmpbook.com
010－88379833 机 工 官 博：weibo.com/cmp1952
010－68326294 金 书 网：www.golden-book.com
封底无防伪标均为盗版 机工教育服务网：www.cmpedu.com

项目编委会

总   编：胡昆坪

执行总编：李 超

编委会成员：（以姓氏拼音为序）

鲍 勇 曹 健 陈保站 陈庆勇

成立兵 丁传军 丁海荣 樊瑜波

金荣华 姜天骄 刘 夏 隋 斌

苏凌云 王 豫 武治印 吴国安

杨 冰 钟 蕾 翟运开 张 鹏

本书编写组

主   编：翟运开

编写人员：（排名不分先后）

陈保站 陈庆勇 潘秋菱 冯天宜

王 健 马倩倩 黄 伟 王 涛

王东辉 蒋 帅

序

我国的大健康产业正迎来前所未有的发展机遇，这不仅得益于党中央、国务院以及各级政府管理部门的坚定支持，也受益于广大人民对健康和美好生活的强烈向往和需求。作为专注于医药医疗大健康领域的展览和会议组织者，国药励展公司在过去17年的发展历程中，随着时代的节拍，通过不断完善自身的平台建设，发展范围从原有的医药医疗领域延伸至食品、体育、化妆品等大健康领域。

我们有幸亲历了我国大健康产业波澜壮阔的发展历程，同时也见证了贯穿大健康产业链的创新力量，立足于产业前沿，持续引领推动产业科技的进步与高质量发展。我们也欣喜地看到，越来越多的机构和有识之士投身到我国的大健康事业建设中来，作为"世界媒体500强"之一的机械工业出版社，与我们一起合作打造开放式产业研究平台，通过整合产业专家的智库资源，进行系统的选题研究和图书出版，使产业专家们能"观"能"执"的智慧分享进一步突破时空的限制，为人类健康的共同事业、为以"健康梦"托起"中国梦"的实现积极献力。

"国药励展·大健康产业系列新知"丛书是我们与机械工业出版社共同打造的第一项专业研究产品，汇聚了双方共同组建的"大健康产业专家委员会"中众多专家学者的真知灼见，相信能为国内大健康产业的企业经营者、创业者、市场及产业研究者、

序

投资者给予启迪和参考。

　　"国药励展·大健康产业系列新知"丛书首次在第 80 届中国国际医疗器械博览会（CMEF）上推出，共计五种，分别是《精准医疗》《重构大健康》《医疗投资》《医疗＋保险》《AI＋医疗健康》。推出之后，受到了业界的广泛好评，但这仅仅是双方合作计划的开始，在此基础上，2019 年 10 月，在第 82 届中国国际医疗器械博览会（CMEF）上，我们又将推出了该系列的最新研究成果，共计 7 种，分别是《5G＋医疗：新技术如何改变医疗产业商业模式》《医疗后市场：商业模式与投资热点》《医疗投资：资本如何赋能医疗产业（案例篇)》《医疗机器人：产业未来新革命》《医疗商业模式：深度解析企业发展成败因素》以及《未来医疗：医疗 4.0 引领第四次医疗产业变革》和《医疗机构的战略管理：利益相关者管理方法》。未来我们每年还将依据产业发展的热点与变革，持续推出该系列研究产品的后续内容，从前沿新知到实践探索，出版更多优秀的图书，助推医疗产业的技术发展与科技创新。

　　择善固执，莫忘初衷。在此，谨以这些研究成果的出版，为赋能健康产业的高质高效发展、也为助力"健康中国"的实现略致绵薄之力。

国药励展董事总经理
胡昆坪

目　录

第四章

04

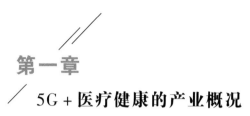

第一章

5G + 医疗健康的产业概况

    医疗健康关乎民生，人民健康是一个国家繁荣富强与民族昌盛的重要标志。传统医疗健康存在着医疗资源配置不平衡、分级诊疗推行阻力大、患者就医烦琐、医疗监管机制不完善等痛点，5G 技术的兴起为医疗健康发展注入了新的活力。2019年被称为"5G 元年"，5G 技术成为国家间的竞争焦点。5G +医疗健康是融合 5G 技术和医疗技术而衍生出的新领域，各医疗卫生机构开始尝试借助无处不在的高速移动互联网络，为医疗健康产业的发展插上腾飞的翅膀，整合人工智能成果和大数据智慧，提高医院移动信息化程度和运营管理效率，提高医疗服务质量，实现优质医疗资源下沉，让高质量的医疗服务进入寻常百姓家。

1.1 传统医疗健康痛点分析

健康是促进人全面发展的必然要求，是经济社会发展的基础条件，是民族昌盛和国家富强的重要标志，也是广大人民群众的共同追求。新中国成立以来，我国的医药卫生事业得到迅猛发展，医疗健康服务内容和模式不断完善，服务水平和能力持续提升。深化医药卫生事业改革是关乎人民群众健康的重要民生工程。新医改明确了我国医药卫生体制改革的方向和框架，为建立中国特色医药卫生体制奠定了坚实基础。2016 年 8 月，习近平总书记在全国卫生与健康大会上强调："没有全民健康，就没有全面小康。要把人民健康放在优先发展的战略地位，加快推进健康中国建设，努力全方位、全周期保障人民健康"。2018 年 4 月，国务院办公厅印发《关于促进"互联网＋医疗健康"发展的意见》，明确了支持"互联网＋医疗健康"发展的鲜明态度。2019 年 7 月，国务院印发《关于实施健康中国行动的意见》，成立健康中国行动推进委员会，出台《健康中国行动（2019—2030 年)》，全面推进"健康中国"发展战略，提高全民健康水平，也为解决传统医疗健康痛点指明了方向（见图 1 -1）。

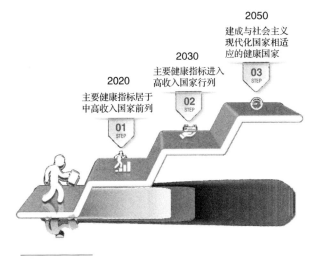

图 1-1 "健康中国"三步走各阶段目标

1.1.1 医疗资源配置不平衡，优质医疗资源过度集中

医疗卫生资源是指在一定时间内，社会在提供医疗卫生服务过程中占用或消耗的各种生产要素的总称，是人们开展医疗卫生服务活动的人力、物力、财力、技术、信息等的基础，包括有形资源和无形资源。优质医疗资源的过度集中，主要是指优秀卫生人员的过度集中和不匹配，不仅仅表现在数量上，还体现在质量上。

根据 2018 年国家卫生健康统计年鉴，从东、中、西地区每千人口卫生人员分布情况看（见图 1-2），2017 年东部地区每千人口卫生技术人员数为 6.8 人，而中、西部地区为 5.9 人、6.5人；2017 年东部地区每千人口执业（助理）医师数为 2.7 人，而中、西部地区均仅为 2.3 人；2017 年东部地区每千人口注册护士数为 2.9 人，而中、西部地区均仅为 2.5 人、2.8 人。

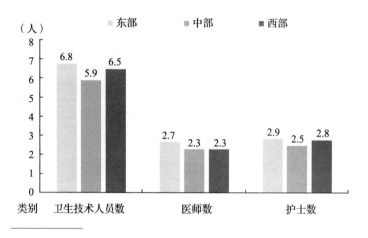

图 1-2 2017 年我国东、中、西部地区每千人口卫生人员分布情况

从城市和农村地区每千人口卫生人员分布情况看（见图 1-3），2017 年城市地区每千人口卫生技术人员数为 10.87 人，而农村仅为 4.28 人；2017 年城市地区每千人口执业（助理）医师数为 3.97 人，而农村仅为 1.68 人；2017 年城市地区每千人口注册护士数为 5.01 人，而农村仅为 1.62 人。

从我国不同级别医疗机构人员学历分布情况看（见图 1-4），2017 年我国医院卫生技术人员的大学本科以上学历人员数占比为 41.00%，其中研究生占比 7.4%，而社区卫生服务中心的大学本科以上学历人员数占比为 30.80%，其中研究生占比 1.3%，乡镇卫生院大学本科以上学历人员数占比为 12.40%，其中研究生占比 0.1%，从中可以看出大医院的高学历人员分布密度明显高于基层医疗机构。

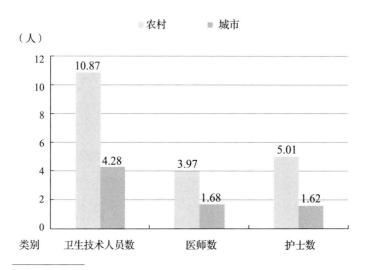

图 1-3　2017 年我国城市和农村地区每千人口卫生人员分布情况

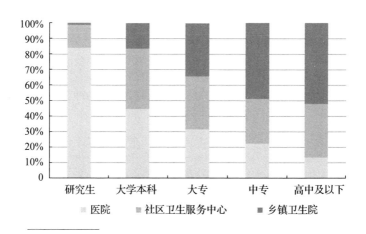

图 1-4　2017 年我国不同级别医疗机构的学历分布情况

　　总体来看，我国医疗资源分布不平衡，东部地区的优质医疗资源多于中西部地区，城市地区优质医疗资源多于农村地区，大医院的优质医疗资源多于基层医疗机构。

　　在社会经济发展的大背景下，优质医疗资源下沉到基层医疗机构面临诸多障碍。一方面，基层医疗人才流失，主要流向大城市的医疗机构或者大医院。另一方面，城市或发达地区医院强有力的人才吸引力，阻碍了优秀人才向基层和中西部地区医疗机构流动。全科医生在基层承担常见病、多发病的诊疗和转诊、预防保健、病人康复和慢性病管理等一体化服务，并为个人和家庭提供连续性、综合性和个性化的医疗卫生服务，在基本医疗卫生服务中发挥着极为重要的作用。然而，作为群众健康"守门人"的全科医生在数量和质量上均有不足。在医疗联合体或县域医共体的模式下，医疗资源的流动仍然缓慢，上级医院的优质医疗资源下沉不畅通，基层医疗机构的医疗资源稀缺。

　　因此，我国医疗资源配置不平衡，优质医疗资源过度集中在经济相对发达地区或大城市，是我国医疗健康服务的一大痛点。

1.1.2　推行分级诊疗阻力大，运行效率低下

　　2015年，国务院办公厅印发《关于推进分级诊疗制度建设的指导意见》，部署加快推进分级诊疗制度建设，形成科学有序就医格局，提高人民健康水平，进一步保障和改善民生。2016年8月，习近平总书记在全国卫生与健康大会上强调，着力推进基本

医疗卫生制度建设，努力在分级诊疗制度建设上取得突破。

国家卫生健康委员会主任马晓伟强调，某种意义上说，分级诊疗制度实现之日，就是我国医疗体制改革成功之时。分级诊疗是指为了提高医疗卫生服务体系的效率、公平可及性和可负担性，根据区域卫生规划和各医疗卫生机构的功能定位，按照疾病的轻重缓急及治疗的难易程度进行分级，不同类型的医疗卫生机构承担不同类型疾病或疾病不同阶段的治疗，在三医联动的基础上，以基层首诊、双向转诊、急慢分治、上下联动为核心，以完善服务网络、运行机制和激励机制为保障，形成科学合理的就医秩序（见图1－5）。

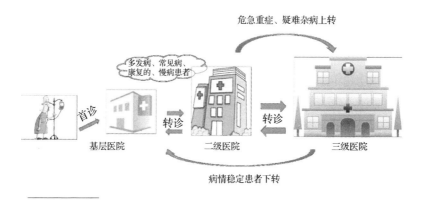

图1－5　分级诊疗就医秩序

我国医疗卫生资源分布不平衡，真正实现分级诊疗制度困难重重。比如基层首诊，现实情况是基层医疗卫生机构严重缺乏合格的全科医生，在非强制基层首诊前提下，患者去什么样的医疗机构就医完全由自己决定，基层首诊制度不完善，首诊程度不足。分级诊疗制度是好制度，但是实施效果不理想。根据 2015年我国卫生和计划生育事业发展统计公报和 2018 年我国卫生健康事业发展统计公报（见表 1 - 1）显示，从就诊人次看，2018年全国医疗卫生机构总诊疗人次达 83.1 亿人次，比 2015 年增加6.1 亿人次，增长 7.92%；三级医院诊疗人次达 18.5 亿人次，比2015 年增加 3.5 亿人次，增长 23.33%；而一级医院总诊疗人次为 2.2 亿人次，比 2015 年仅增加 0.1 亿人次，增长 4.76%。从病床使用率看，2018 年全国三级医院病床使用率为 97.5%，比 2015年降低 1.3 个百分点；而一级医院病床使用率为 56.9%，比 2015年降低 1.9 个百分点。这反映出我国分级诊疗制度运行效率低下，实施效果不理想，亟待新路径来推动分级诊疗制度落到实处。

表 1 - 1　2015 - 2018 年不同级别医疗卫生机构诊疗人次与病床使用率变化

机构类别	诊疗人次（亿人次）				病床使用率（%）			
	2015	2016	2017	2018	2015	2016	2017	2018
三级医院	15.0	16.3	17.3	18.5	98.8	98.8	98.6	97.5
二级医院	11.7	12.2	12.7	12.8	84.1	84.1	84.0	83.0
一级医院	2.1	2.2	2.2	2.2	58.8	58.0	57.5	56.9

1.1.3　患者就医流程烦琐，医患关系紧张

在传统环境下，医生执业地点固定在医疗机构内，否则可能面临非法行医的尴尬境地，医生和医疗机构之间是严格的隶属关

系。医生代表医疗机构向患者提供医疗服务，患者看病找医生就必须到实体医疗机构，形成传统的单向诊疗模式。

患者看病就医需要复杂的流程，并且伴随产生间接的医疗费用，增加医疗成本和额外经济负担。从患者就医流程来看，主要包括挂号、预交费、候诊、就诊、医技科室检查和治疗、取药、离院、留院观察或入院。有时还要向上级医院转诊治疗，同样需要复杂的流程。具体来看，患者前往目的医院，需要走以下一系列的程序或步骤（如图1-6所示）：

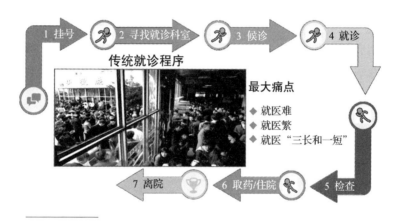

图1-6　传统就诊程序

第一步是挂号，挂号又分现场挂号和预约挂号，患者就医前需经历办理一卡通、挂号、预交费用等流程。很多患者因不了解预约挂号流程而选择现场挂号，导致就诊当天无法挂到相应科室医生的号，尤其北上广深的大型医院专家预约挂号时间长达半个月，等待既耗时又费钱，严重影响患者就医体验。

第二步是找科室。大型综合医院的科室划分较细且分布广泛，寻找就诊科室和检查科室需要花费不少时间。

第三步是候诊。科室分诊台登记，电脑叫号就诊，在门诊候诊人数较多的情况下，排号叫号需要花费 1～2 个小时的时间。

第四步是就诊。患者陈述病情，医生进行相应的问诊，医生通常问诊几分钟后，依据经验确诊并开具处方单，患者遵循医嘱用药即可；候诊和问诊的时长差别太大，患者的心理会出现不平衡现象，这也是激化医患矛盾的主要原因之一。

第五步是检查检验。医生问诊后不确诊患者依据检查单，往往需要排队几小时去不同的医技科室完成检查和化验，且大部分检查当天无法获得结果，导致患者一次看病多次挂号的现象普遍，待拿到结果找原医生仍需等待。

第六步是取药或者住院。患者取药需要去划价窗口划价，拿着缴费处方单去中药房或西药房取药，但仍然需要排队等候。患者办理住院，因大多医院门诊部和住院部不在一栋楼，首先需要前往住院部缴费窗口预交费用，办理入院或转院手续，外地或跨省患者住院还需提供转院证明，没有的还要两地奔波补办。其次，患者需要进行身高、体重、血压常规检查，之后，前往病区护士站登记入院，但能否入院需根据实际情况而定，如无床位，仍需等待通知。

第七步离院。患者需要医生开具出院证明，到护士站签字盖章，然后拿着出院证明和医保卡前往缴费窗口办理出院，缴费窗口和出院手续办理窗口通常不在一个楼层，因患者或家属不清楚出院流程，往往来回多次才能完成，耗费大量的人力物力资源。

综上所述，传统就诊环节最大的痛点就是就医难、就医繁和就医"三长和一短"。其中，"三长一短"指挂号时间长、候诊时间长、缴费时间长、诊疗时间短。传统的人工挂号，不仅速度慢、等待时间长，而且有可能遇到当天专家号已满的情况，导致患者长时间排队等候又没看上病。传统的候诊，需要患者在诊室外的候诊人群（通常是拥挤、混乱的场面）中耗费大量的时间和精力，无法准确估算、预判就诊时段，只能等候。传统的结算，在挂号、检查、取药等环节均可能需要到收费窗口缴费，无法利用互联网技术实时缴费。传统住院流程包括检诊、查房、会诊与病例讨论、治疗等环节，需多学科多部门协作完成。住院期间的医患之间接触比较频繁，一个环节出现差错都可能引起医患关系紧张。传统医疗信息化藩篱现象，致使患者看病可能需要携带各种检查化验单、CT 胶片等，甚至做重复的检查和化验。

1.1.4 监管机制不完善，传统医疗行为监管能力不足

传统医疗健康行业由于其行业的专业性、严谨性和封闭性而壁垒深厚，当前的医疗模式仍然无法有效对医生诊疗行为和患者满意度进行监管。

传统的"重医疗，轻预防"模式，以医院为中心，以诊疗为核心，所有业务都在医院里面对面地完成。医生的核心任务是给患者把病看好，而不是指导患者如何预防疾病的发生。究其原因是医生无法对患者实现远距离监测、问诊及跟踪治疗，医疗纠纷认定难。

近年来，各级政府通过完善全民基本医保制、医保省级统筹、改革医保支付方式等多种措施减少"大处方""大检查"等过度医疗现象；引导社会力量增加医疗卫生资源供给，放宽市场准入、人才流动和大型仪器设备购置限制，加强医疗服务行为监管；推动异地就医直接结算，减少群众"跑腿""垫资"；严厉打击欺诈骗保等行为，尤其是医生与患者联合骗保行为。

数据显示：2018 年打击欺诈骗取医疗保障基金专项行动期间，全国检查定点医疗机构和零售药店 19.7 万家，查处违法违规定点医药机构 6.6 万家，约占抽查机构的 1/3，占全部定点医药机构的 1/9，其中解除医保协议 1284 家、移送司法 127 家，查处违法违规参保人员 2.4 万人。

事实说明，传统的医疗健康服务行为无法进行实时信息监控，无法及时分析医院医生的诊疗行为。随着"互联网 + 医疗"技术的成熟和行业应用，监管机构有望依托实时医疗数据分析，对医疗服务过程进行实时监控，判断医生的医疗行为是否合规合法。

综上所述，我国传统医疗健康痛点主要集中在医疗资源配置不平衡导致优质医疗资源过度集中，推行分级诊疗阻力大导致运行效率低下，患者就医流程烦琐导致医患关系紧张，监管机制不完善导致传统医疗行为发生变化四个方面。要解决传统医疗健康痛点，需要结合我国基本国情和社会经济发展实际，运用互联网技术实现全新的医疗体验，尤其是运用 5G 技术，合理配置医疗资源，改变传统的医疗行为，实现分级诊疗制度，推动健康中国建设。

1.2　5G 基本概念及其发展概况

1.2.1　5G 简介

(1) 5G 的由来

1G 网络下，人们只能用"大哥大"完成语音通话。2G 网络下，移动终端拥有了短信息功能和利用 WAP（Wireless Application Protocol）协议上网的功能。由于 3G 与前两代移动网络相比具备更快的传输速度，所以它能够处理图像、音乐、视频等多种媒体形式的文件，并提供更好的网页浏览体验，大大丰富了人们的生活，提高了工作的效率。与前几代网络相比，4G 网络具有通信速度快、网络频谱宽、通信灵活、终端智能性高、兼容性好等诸多优势。然而，4G 网络处理能力有限，信号、速度不稳定现象明显。

　　5G 指第五代移动通信技术。5G 与前几代网络最大的不同依然是速度上的不同。目前 LTE（Long Term Evolution）峰值速率可以达到 100Mbps，而 5G 的峰值速率将达到 10Gbps，比 4G 提升了 100 倍。更重要的是，5G 的覆盖范围广，比 4G 更加稳定，这为移动通信技术应用在其他领域夯实了基础。与前四代不同，5G 并不是单一的无线通信技术，而是现有无线通信技术的融合。5G 通过引入更先进可靠的技术，满足移动业务流量增长的需求，解决了 4G 无法支持 2K 及以上分辨率的超高清视频实时传输的问题，为 VR（Virtual Reality，虚拟现实）/AR（Augmented Reality，增强现实）/MR（Mixed Reality，混合现实）、边缘计算、大数据、人工智能等在医疗健康行业的大规模商用带来了发展机遇。1G 到 5G 的演进过程及对比如图 1 – 7、表 1 – 2 所示。

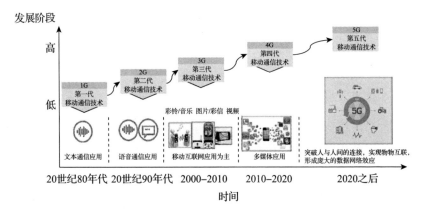

图 1 – 7　1G 到 5G 的演变

表1-2 1G到5G变化与对比表

	1G	2G	3G	4G	5G
速率	2.4K	64K	2M	100M	20G
带宽	0	200Hz	1.6MHz	20MHz	100MHz
功能	音频	音频、文字	音频、文字、图片、视频	音频、文字、图片、高清视频、VR/AR入门使用	音频、文字、图片、高清视频、VR/AR流畅使用、无人驾驶、远程医疗、智慧城市……
通信技术	模拟信号	数字调制	数字信号	多技术融合	多技术融合
通信标准	不统一	GSM	CDMA2000 WCDMA TD-SCDMA	TD-LTE FDD-LTE	NR

(2) 5G的特点

5G具有泛在网、低功耗、低时延、万物互联、重构安全五个基本特点。

泛在网是指覆盖的广度和深度，广度是指地域的宽广，深度是指场景的深入。例如，在当今的4G网络下，电梯、地下车库几乎没有信号。引入5G后，不仅能够保证这些深度场景中人们基本的通信需求，同时，也支持商家为人们提供智能停车等更人性化的服务。

功耗问题是当前限制可穿戴设备发展的一个重大因素。如果降低网络的耗能，将充电周期延长至一周、一个月，可穿戴智能化产品将更容易为用户所接受。NB-IoT（Narrow Band Internet of

Things）是 5G 网络不可或缺的部分，它支持低功耗设备在广域网的蜂窝连接，并且只消耗大约 180kHz 的带宽，能够大大延长可穿戴设备的充电周期。

低时延是智能设备远程应用的必备条件。在 4G 环境下，30 ~ 50ms 左右时延已经能够满足人们在日常生活中的大部分需求。但是在无人机编队飞行、无人汽车行驶的场景下，差之毫厘就会酿成灾祸，时延仍然是一个重要的问题。5G 空口时延降至 1ms，可以支撑低时延的应用场景，让人们切实体验 5G 速度带来的便利。

5G 让万物互联，带动产业链变革。在未来万物互联的时代，5G 将使通信范围从人与人之间拓展到人与物、物与物之间，1 平方公里内甚至可以同时有 100 万个网络连接。到 2020 年，社会各领域都可通过无线网络实现智能互联和"互联网 +"。

网络安全威胁无处不在，网络安全是 5G 时代不可忽视的问题，在 5G 时代，随着数字化转型的逐渐深入，一方面，由于内网和外网的边界变得越来越模糊，网络泛化成为一个大趋势；另一方面，在万物互联时代，物联网系统越来越复杂，安全问题也越来越突出。医疗健康行业对安全性要求极高，所以在 5G 时代，必须加快安全领域核心技术研发，重新构建医疗健康行业安全体系，确保 5G 在医疗健康行业的应用安全。

(3) 5G 的三大应用场景

随着 5G 技术的广泛应用，"互联网 +""智能 +"所带来的一系列变革，将推动整个社会的智慧化进程，这种变革也体现在

医疗健康行业，尤其是在溯源上。5G 三大应用场景包括 eMBB
（enhanced Mobile Broadband）、uRLLC（ultra – Reliable and Low
Latency Communications） 和 mMTC（massive Machine Type
Communications）（见图 1 – 8）。各场景与医疗健康行业进一步融
合，将加速推动医疗行业的网络化、智能化进程，也将在医疗服
务行业监管和政府决策等方面发挥重要的作用。

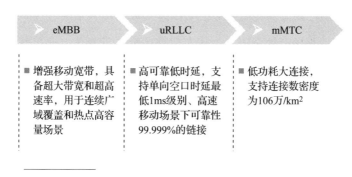

图 1-8 5G 通信技术三大应用场景

eMBB 即增强移动宽带，具备超大带宽和超高速率，用于连
续广域覆盖和热点高容量场景。广域覆盖场景下实现用户体验速
率 100 Mbps、移动性 500km/h；热点高容量场景下用户体验速率
1Gbps、小区峰值速率 20 Gbps、流量密度 10 Tbps/km^2。eMBB 医
疗场景应用主要是支持患者医学影像、音视频、3D/超高清视频
等大容量数据传输和高速率通信，支撑远程医疗、互联网诊疗和
智慧医疗的发展。

uRLLC 即高可靠低时延，支持单向空口时延最低 1ms 级别、

高速移动场景下可靠性 99.999% 的连接，主要面向车联网、工业控制、智能电网等应用场景。uRLLC 场景主要应用在医院内的无线监护、远程检测应用、远程手术等低时延应用场景。通信响应速度将降至毫秒级，保证信息传输的安全和低时延，支持自动化药房、移动机器人查房、智能输液、异常监测预警、远程 B 超、远程手术等前沿技术医疗应用。

mMTC 即低功耗大连接，支持连接数密度为 106 万/km²，实现从消费到生产的全环节、从人到物的全场景覆盖，连接海量主体，满足彼此之间的通信需求，即"万物互联"。mMTC 场景主要集中在医院内，现有的医院有上千种医疗器械设备，对于医疗设备的管理监控有迫切需求，5G 支持心电图机、B 超、CT、EMR、医学检验、药物流转、可穿戴设备、专家手机端等不同类别、不同网络的设备接入，可实现对现有医疗器械的统一管理，同时实现所有的设备数据联网。

1.2.2 5G 在国内外的发展及应用

（1）5G 标准化进展

5G 标准化工作涉及很多国际组织，但是被广泛认可的标准主要有两个组织，ITU（国际电信联盟）和 3GPP（第三代合作伙伴计划）。身为联合国的下属机构，ITU 主要负责提出指标和 5G 中需要解决的问题。3GPP 负责完成具体技术标准和规范的设计和执行。因为 5G 需要非常多且广泛的工作才能完成，所以 3GPP

把它分为两个阶段：Release 15 和 Release 16，被称作 New Radio
（NR）。Release 15 就是目前 5G 的第一个标准版本。Release 15 也
被划分为三个版本，每个版本中定义了不同的内容，分别为 NSA
版本、SA 版本和 Late Drop 版本（如图 1 - 9 所示）。

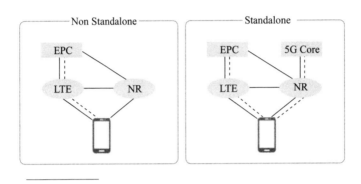

图 1 - 9　5G NSA 和 SA 架构图

2017 年 12 月，3GPP 完成了 Rel-15 NSA 版本；2018 年 6 月
14 日，3GPP 发布了 Rel-15 SA 版本，而 2018 年年底，为了保证
5G 第一次部署工作的稳定和兼容性，3GPP 决定推迟公布 Rel-15
Late Drop 版本。因此，2019 年标准部分即将完成的工作是Rel-15
Late Drop 和 Rel-16 RAN。Rel-16 RAN 的主要工作是无线接入网
（RAN）。从概念上说，它用来提供设备和运营商核心网络之间的
通信连接。eMBB 场景标准化工作已经完成。3GPP 已经向 ITU 提
议，其在 4G LTE 阶段所制定的 NB-IoT 和 eMTC 可以满足 ITU 对
5G 物联网的需求，并进行了大量的评估研究。uRLLC 将是 Rel-16
的重点讨论课题。图 1 - 10 展示了 Late Drop 的四种组网场景。

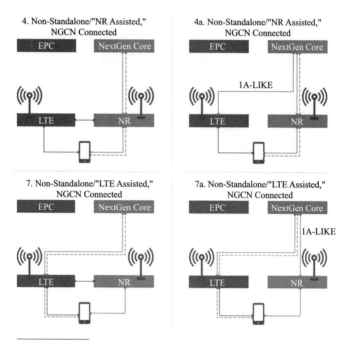

图 1-10 Late Drop 的四种组网场景

（2）5G 标准化进程

近几年，5G 技术研究的浪潮涌至全世界，各个具备研发实力的国家科研组织、高校、公司纷纷展开了相关研究。早在 2013 年，欧盟就面向 5G 启动了 METIS（Mobile and Wireless Communications Enablers for the 2020 Information Society）项目，由全球 29 个公司共同承担，包括我国的华为。同年 5 月，韩国成立"5G Forum"，旨在推动韩国国内 5G 移动通信进展及国际合作。7 月，中韩在北京举办了 5G 交流会，推动亚洲 5G 产业技术的发展。全球主要 5G 研究组织如图 1-11 所示。

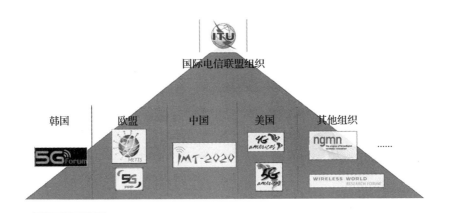

图 1－11　5G 研究组织分布示意图

2014 年年底，下一代移动通信联盟 NGMN（Next Generation Mobile Network）发布了 5G 白皮书（见图 1－12），白皮书从六个方面进行分析，准确地定义了用户在未来的需求，包括通信设备、网络运营、5G 商业模式、用户体验、服务升级和更高性能。基于上述分析，NGMN 对设计原则做了简单叙述，为 5G 发展核心技术指引了方向。设计原则包括：核心网络下沉、网络本身支持动态的无线拓扑、密集布置网络节点、业务部署运维简单化、提高信息安全性、提升系统柔性功能。

2014 年，欧盟的 5GPPP（5G Public-Private Partnership）对 5G 从驱动力、关键性能指标、设计原则、关键技术、频谱五个方面进行分析。与 NGMN 白皮书稍有不同，在关键性指标分析之中，除了常规的低时延、网络容量、系统的可靠性之外，5GPPP 还提到了高移动性以及对终端位置的准确定位。

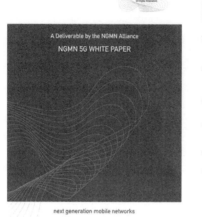

图 1－12　5G 白皮书及目录

　　美国在 5G 技术的研究上也不甘示弱。2014 年，4G Americas 颁布了 5G 建议书，用于分析美国的 5G 需求、提出相应的解决方案。4G Americas 认为，5G 的未来在物联网上，不仅给人提供高品质的信息，还能将物与物放在一个网络中工作，甚至实现物与物的交流学习。全球 5G 技术发展大事记参见图 1－13。

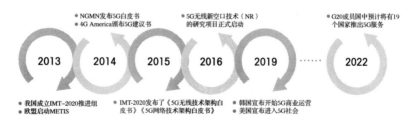

图 1－13　5G 技术发展大事记

在过去的十多年中，我国政府高度重视通信网络的基础设施建设和通信技术研发，国家科技部、工信部、国家卫健委等部委设立一系列无线通信网络重大专项，各个企业、科研院所、高校依托项目开展科技攻坚工作，成绩斐然，效益卓著。早在 1993 年，我国就在 863 计划中开始了 CDMA 蜂窝技术的研究，随后又先后启动了关于 3G 和 4G 网络研究发展的国家级计划，这对我国通信技术的发展产生了极大的促进作用。5G 的布局是全球新一轮竞争的开始，也是我国在通信技术上实现弯道超车的一个重要机遇。为抢占 5G 技术领先优势，我国在 2013 年成立了 IMT - 2020 推进组，明确 5G 所要发展的核心技术、应用前景和技术需要，在相关业务中提前布局，形成完整的 5G 发展框架，营造开放式的研发环境，助力 5G 的发展。5G 已成为我国信息产业最为重要的任务之一。

2019 年 4 月，韩国率先宣布开始 5G 商业运营，紧接着美国也宣布进入 5G 社会。2019 年 6 月 6 日，工信部向中国电信、中国移动、中国联通、中国广电发放 5G 商用牌照，标志着中国正式进入 5G 商用元年，5G 商用的速度与服务的普及成为国家间的竞争热点。预计到 2022 年，G20 国家中将有 19 个国家推出 5G 服务（见图 1 - 14）。

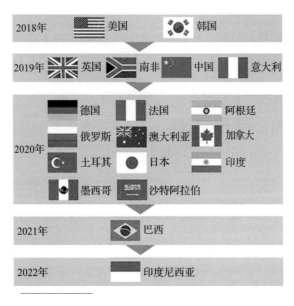

图 1-14　G20 国家 5G 商用化时间

（3）5G 应用概况

5G 作为新兴技术，尚处于起步阶段，行业应用及其商业模式的演进并非单一技术所能实现，而需要 5G 与其他多项技术合力完成，其技术架构和标准体系仍需与农业、工业、医疗、教育、电力、交通等垂直行业进一步融合并逐步完善。面向垂直行业和万物互联，要强化跟垂直行业的合作，不仅仅研究新的业务，还要研究新的商业模式。未来 5G 网络部署需围绕行业应用场景，由应用需求驱动。

在迈向 5G 的过程中，中国真正走到了世界的前列，在医疗方面，2018 年 10 月，中国数字经济峰会上，中国移动联合郑州大学第一附属医院展示了 5G 网络下，医生通过机械手控制机械臂实现对病人远程 B 超的实时诊断。在交通方面，2019 年 4 月 29 日，在杭州举办的"5G +"行动联合发布会上，一汽红旗推出了一款无人驾驶的电动小巴。值得一提的是，在 WMC2019 上海展上，8K + 5G 视频直播、5G 无人挖矿、5G 医院物流机器人、智能工厂、5G 无人配送、5G 智能网联汽车、5GVR 滑雪、5G + VR 裸眼体验车等一系列 5G 应用在展会上集中亮相。事实上，在推进 5G 与垂直行业融合应用方面，我国已处于领跑位置。从研发进度来看，2018 年年初，我国已全面启动了 5G 技术研发实验，目前已经进入第二阶段，与国外共同推动 5G 产业链走向成熟。

1.2.3　5G + 医疗健康的价值

2019 年是我国 5G 发展具有里程碑意义的一年，5G 医疗应用涉及的领域也越来越广，已经成为医疗发展的新趋势、新方向。5G 更快的连接速度将使医生与病人保持更紧密的联系，二者的关系也正在发生改变。在舒适的家中，病人佩戴远程医疗传感器，将生命体征传递给医护人员。医护人员可以通过这些数据监控病人一系列的重要生命体征，动态管理治疗计划，并通过远程医疗系统进行干预。5G 网络的到来将把这一最新医疗趋势带入下一阶段，并为医疗行业提供一个巨大的经济增长点。根据 IHS Markit 的数据，5G 将为全球医疗保健行业带来超过价值 1 万亿美元的产品和服务。国内多家医疗机构、科技巨头、5G 设备商共同发力，推动 5G 医疗健康产业步入蓬勃发展的新阶段。

5G 代表了一种全新的数字网络，使医疗资源均衡成为可能，通过构建智慧医院、智慧医疗和智慧健康等智慧医疗体系，实现医院管理网络化、医疗服务智能化、患者信息采集实时化，不但能提升医院管理水平，而且也可以提高疾病诊疗效率，同时，还可以降低患者就医成本，达到医院、医生和患者互利共赢的局面，以解决我国医疗健康行业痛点，提升患者的医疗保健体验。

（1）5G 对医院的价值

5G 促进优质医疗资源共享，提升基层医院诊疗水平。5G 医疗信息化使医护人员可以随时随地调阅患者病历，开展移动查房、移动护理、远程查房等医疗服务，提高了医疗资源的利用效率。5G 支持医联体内医疗信息互联互通，针对疑难危重病例，基层医院可以通过远程医疗系统连线上级医院，医疗专家"面对面"即时查看患者原始数据并交流患者病情，提升基层医疗机构的诊断水平。

5G 节省医院运营成本，助力医院管理全面集成。传统医院信息化建设需要购买大量的网络通信设备，并依据楼宇结构对医院网络进行综合布线设计，并投入专门的运营团队进行日常维护，以建立医院冗余可靠的物理专网，保障院内医疗业务的安全可靠运营。5G 网络通信设备部署和运维简单，极大地节省了医院建设及运营成本。以患者为中心集成院内院外的因素，程序化、标准化、信息化管理医院各个层面，建立精细化的管理模式，调整组织架构和人员配备，将管理落于数据细节之中，推动5G 新技术支持下的医院战略组织架构、人才队伍全面革新。

5G 助力医疗融合创新，开展智慧医疗新服务。5G 推动传统医疗模式创新，拓展新业务已成为行业共识。在医疗服务上，5G 将促进其跨界融合。通过线上线下医院的无缝融合，提供视频诊疗、远程急救、互联网医疗、智能问诊、智能检测等医疗服务，使医生诊疗更加便捷，患者就诊体验更加舒适。5G 医疗人工智能应用场景越发丰富，也逐渐成为提升医院医疗服务水平的重要因素。

5G 促进医疗服务云边协同，助推分级诊疗的落地。依托国家级、省市级和县级区域医疗分中心，建设 5G 医疗云边协同体系，以支持基层医疗卫生机构提高服务能力，促进优质医疗资源下沉，实现分级诊疗与精准服务，助推分级诊疗真正落地，成为行业关注焦点。5G 医疗云支持医联体内部数据共享，支持医联体内部服务模式创新发展，为落实"基层首诊、双向转诊、急慢分治、上下联动"的政策和推进分级诊疗制度的落地注入新动力。

（2）5G 对医务人员的价值

5G + 智能语音识别，提高医务人员工作效率。美国医学协会报告指出：医生填写电子病历的时间比诊治患者的时间多一倍。因此，医生亟待提高工作效率，减少日常的文书工作时间。国内外软件公司针对这个问题开发了系列软件，比较知名的有医疗移动应用 HealthTap、慢性病健康护理应用 Welkin Health 和 Augmendix。其中，Augmendix 基于谷歌的技术，医生在与患者谈话的时候，可以实现语音识别自动调取电子病历，解放了医务人员的双手，提高了工作效率。

5G＋医疗健康大数据，促进医学科研转化。大型公立医院拥有大量的数据，医务工作者可以依托医疗健康大数据平台上进行真实的数据研究，为疾病分类、临床诊断、慢病管理等方面提供辅助决策服务。通过 5G 网络建立多中心、多层级协同科研新机制，打造精准医疗、个性化诊疗等新型医学科研模式，以提升医学科研转化及应用效能，并提升医生技能水平。

5G＋医疗人工智能，提高医疗服务质量。5G 与人工智能结合催生的医疗应用场景有医学影像分析、健康管理和疾病预测等。在医学影像分析方面，5G 与边缘云提升人工智能的运力，更加精准快速处理海量医学影像数据，更高效辅助医生阅片和靶区勾画。基于 5G 超大连接和网络切片的垂直行业应用，不仅可以有效解决即时数据传输的效率问题，也可以增强人工智能的处理性能，更将补齐制约人工智能发展的短板，将为驱动整个智慧医疗领域的改进和行业的发展带来前所未有的提升。

（3）5G 对患者的价值

5G 延伸医疗服务范围，缓解患者看病难的问题。医疗人力资源不足且分布不均，导致看病难的社会问题突出。据统计，中国就医候诊等待时间长，平均候诊时间约为 30 分钟；美国预约就医等待时间长，预约初级保健医生的等待时间平均为 2.5 周。据 2015 年中国卫生和计划生育事业发展统计公报统计，我国占医院数量 66% 的一级及以下医院只承担了不足 20% 的门诊量和13% 的住院量。5G 通过均衡优质资源，通过健康监测、远程门诊、慢病管理等新型医疗服务，实现医疗服务范围广覆盖，减少大医院门诊患者流量，缩短就医等待时间，从而普遍缓解患者看病难的问题。

5G 支持医疗健康数据实时采集，改善个性化和预防性护理。更快的网络速度意味着患者对"随时随地"诊断治疗的需求将继续增长。5G 医联网支持医务人员通过智能设备实时监测并收集患者必要的生命体征数据，并能接触到远程的专家，使医生也能更有效地合作，在改善诊断、确定针对特定患者的最佳治疗方案以及预测术后并发症等方面具有巨大潜力，而且可在必要时进行早期干预。美国 Anthem 公司调查显示，86% 的医生表示，可穿戴设备已经提高了病人对自身健康的投入，预计在未来五年内，可穿戴设备将使医院成本降低 16%。

5G 健康管理网络化，提高疾病预测精度。在健康管理方面，通过 5G 网络实时传输患者体征数据，结合人工智能技术对患者体征数据进行智能分析，发生异常及时报警。在疾病预测方面，基因组数据借助 5G 快速上传至数据处理中心，借助以 AI 为基础的基因分析技术，对基因的变异进行严重性评估。5G 对于催生智慧医疗的创新应用具有重要的推动作用。

1.3 5G＋医疗健康的产业现状

1.3.1 医疗健康产业发展概况

全球人均医疗费用逐年攀升，数据显示，2016年全球医疗费用达到11.4万亿美元，年均复合增速保持在4.7%左右。2016年全球医疗费用占总体GDP的10.5%，医疗健康产业规模占各国GDP的比重均相当可观（见图1－15）。

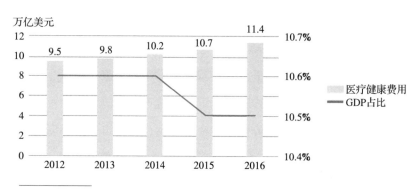

图1－15 2012—2016年全球医疗费用在GDP占比

（数据来源：EIU，世界银行）

2012—2016年，全球医疗健康产业并购异常活跃，企业大规模业务重组、整合成为投资并购的主要驱动力（见图1－16）。并购案例数量和并购金额均保持高速增长。受监管机构的限制性措施影响，2016年医疗健康行业投资并购金额相比 2015 年出现一定回落。

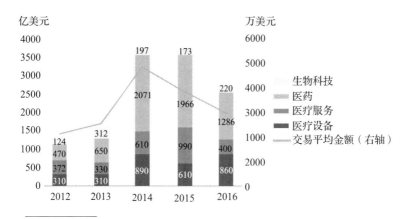

图 1 - 16　2012—2016 年全球医疗健康行业并购细分行业分布

（数据来源：世界银行）

2016 年，我国医疗健康消费总额为 4.6 万亿元，保持了年均 13.5% 的复合增长率。但我国医疗健康总体消费水平较低，相对于全球平均 10.5% 的水平，我国医疗健康支出仅占 GDP 的 6.2%。考虑到人口和消费的巨大基数，预测我国医疗服务市场在将来仍有很大的上升空间。预计到 2020 年，我国医疗总费用在 GDP 的占比应提升到 6.5% ~7%（见图 1 - 17）。

2016 年 10 月，国务院印发布《"健康中国 2030"规划纲要》，为大健康领域规划产业蓝图。《纲要》预计，我国健康服务产业规模将在 2020 年达到 8 万亿元，于 2030 年达到 16 万亿元。可以预见，"十三五"期间，医疗健康产业将成为大健康产业重心。

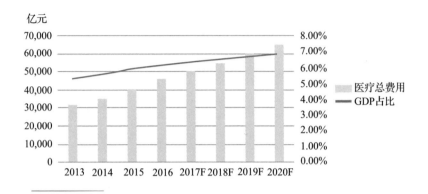

图 1-17　2013—2020 年我国医疗总费用趋势及预测
（数据来源：中国卫健委）

行业的蓬勃发展、政策的支持和引导，这些积极信号必然影响资本市场的投资风向。近年来，全球医疗健康领域投融资时间频发，医疗健康产业的投资市场日益火热，已成为投资增长最快的产业。从 2010 年到 2017 年，医疗健康产业投资市场大体呈上升趋势，投资案例平均增长率高达 35.02%，尤其是在 2015—2016 年，医疗健康产业投资增加迅速。仅 2019 年上半年全球融资事件数发生了 730 起，融资额达到 206.3 亿美元，双双创历史新高（见图 1-18）。相关数据显示，医疗健康产业保持良好的发展态势。

随着全球医疗健康行业持续的高速发展，近几年来行业发展成熟度大幅提高，使得资本市场投资慢慢趋于理性。根据动脉网数据库显示，全球医疗行业融资事件自 2016 年开始一直在减少，行业资本集中趋势明显，融资事件主要集中在以技术为驱动的生物技术、医疗设备、信息化、科技医疗四大领域。

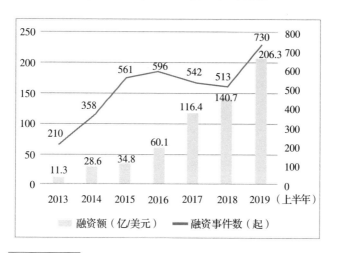

图 1-18　2013-2019 年上半年医疗健康领域全球融资情况

（数据来源：动脉网）

2019 年 7 月，全球医疗健康领域依旧吸引了大批机构和投资人的关注，共完成投融资事件 115 起（见图 1-19）。投资主要分布在中国、美国以及欧洲。

在融资分布领域上，具体分布在生物技术和制药、寻医诊疗、专科服务、医疗器械及硬件、健康保健、医疗信息化、AI 医疗、医学影像、医疗机构以及其他医疗服务等多个领域。其中生物技术和制药仍是资本主要关注的对象，投融资事件占比超过一半，为 52.17%，其次是医疗器械及硬件，占全球医疗领域投融资事件总数的 13.91%（见图 1-20）。

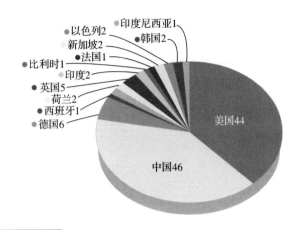

图 1 – 19　2019 年 7 月医疗健康领域投融资事件全球分布

（数据来源：大健康派）

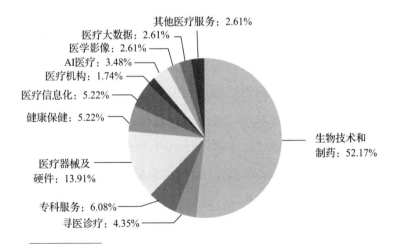

图 1 – 20　2019 年 7 月医疗健康投融资细分领域分布

（数据来源：大健康派）

1.3.2　5G 与医疗健康行业的融合

几十年来，随着移动通信、物联网等新技术的发展，新型医疗技术发展迅猛。医疗信息技术已经从最初的电视监护、电话远程诊断发展到利用高速网络进行医学信息、语音、视频的综合传输，现代信息技术深度渗透各医疗服务场景，让异地就医不再是问题，但其依然存在局限性。

（1）网络传输速率待提升。远程医疗对图像传输有着特殊的要求，过低的视频质量及图片质量可能导致医生难以辨清病情。4G 时代的远程医疗，上传重大疾病需要的医学文件依然存在网络传送慢、视频清晰度不高等问题。

（2）服务延时问题。4G 网络理想状态下延时为 14 毫秒，延时问题往往会造成远程手术的失败，这是目前远程手术无法大规模应用的主要原因。

（3）使用范围局限。目前远程医疗服务开展的工作地点呈现固态化，使得远程医疗适用范围受到限制。

（4）网络成本高。远程医疗目前使用的网络多为专网，以满足远程业务对网络质量的高要求。专网安全但成本过高，规模小的医院很难负担。

5G 网络性能的提升，将为医疗健康产业拓展提供网络支持，通过多样化和高质量的通信保障，为医疗信息化建设加速、医疗服务监管、医疗产业扩张创造发展机遇。5G与医疗健康行业的融合发展，将进一步推进移动医疗、远程医疗、互联网医疗、智慧医疗等医疗应用的深度与广度，使医疗服务在模式、内容上获得改进，为患者提供更丰富、优质、便捷的医疗服务。

（1）移动医疗

5G在移动医疗方面，支持开展基于移动终端和可穿戴设备的医疗服务，为百姓的健康保障及疾病预防带来便利。移动医疗涵盖的业务包括在线医疗、健康管理、医疗咨询、医药服务四类，目标用户是发生非急性健康问题的人。所以，几乎全民都是移动医疗服务的受众人群。移动医疗市场规模巨大，据美国市场研究公司Grand View Research（以下简称"GVR"）最新发布的研究报告显示，预计到2020年，全球移动医疗健康市场的规模有望超491亿美元。据Big Data Research日前发布的《2019年第1季度中国移动医疗市场研究报告》统计，我国移动医疗的用户逐年增多，截至2019年1季度，移动医疗用户已达4.66亿人。而用户在移动医疗的细分领域中，在线医疗的用户人数最多，占总人数的44.5％，其次是健康管理，也达到了38.9％（见图1-21）。

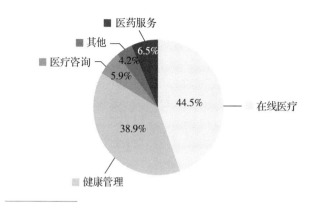

图 1-21　2019 年第 1 季度我国移动医疗各细分领域用户占比

（2）远程医疗

5G 在远程医疗方面，支持开展远程影像诊断、远程心电诊断、远程重症监护、远程手术示教业务，应用于超声、内科镜、手术机器人，打破了传统通信环境下时延偏高、带宽不够对远程医疗业务的限制，完成对偏远地区的远程诊疗，促进医疗分级。远程医疗按应用场景可分为三大类：医疗监测和护理类、医疗诊断和指导类、远程操控类。具体包括远程会诊、远程影像诊断、远程心电诊断、远程病理诊断、远程重症监护、远程门诊、远程手术示教、远程双向转诊、远程医学教育、远程预约、远程中医诊断等业务。作为唯一一个没有实现全民医保的发达国家，美国对远程医疗非常重视。IHS 机构预测，到 2020 年美国远程视频诊疗服务将达到每年 2700 万次。GVR 公司预测，美国远程医疗市场规模在 2025 年将达到 164 亿美元。对我国而言，远程医疗是缓解医患矛盾，实现医疗资源均衡配置的重要途径。进入 21 世纪后，我国的远程医疗进入快速发展阶段，国家相继推出政策支持远程医疗的发展。在国家政策推动下，我国远程医疗市场规模出现了明显增长。前瞻经济学人数据显示，2023 年，我国远程医疗行业规模将达 392 亿元（见图 1 - 22）。

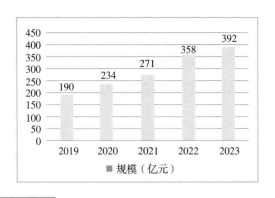

图 1 - 22　2019—2023 年国内远程医疗行业市场规模预测

（3）互联网医疗

5G 在互联网医疗方面，支持搭建在线交流平台，建立患者、药企、医疗机构、医生的互联互通，开展健康教育、医疗信息查询、电子健康档案、疾病风险评估、在线疾病咨询等多种业务，拓宽了患者获取诊治服务、医药购买的渠道。

互联网医疗是互联网在医疗行业的新应用，包括以互联网为载体和技术手段的健康教育、医疗信息查询、电子健康档案、疾病风险评估、在线疾病咨询、电子处方、远程会诊及远程治疗和康复等多种形式的健康医疗服务。互联网医疗在市场中围绕患者、药企、医疗机构、医生这四个主体搭建中间平台，为患者提供在线就诊服务，为医疗机构提供购买医药、医疗器械线上渠道，为医生提供在线交流场所。如今，医疗保健费用的不断提高，互联网医疗服务需求的增加是未来不可逆转的趋势。根据GVR的最新研究数据，全球互联网医疗市场将在短短五年间实现爆发式增长，并在 2020 年达到近 500 亿美元总值。据国家卫生健康委员会《2018 中国卫生健康统计年鉴》统计，2018 年 4 月，我国互联网医疗用户规模为 2800 万人，在 2019 年 4 月，已经达到了 4500 万人，增长率达 60.71%，预计到 2020 年，市场规模将达到 7000 亿元。

（4）智慧医疗

5G 在智慧医疗方面，可以针对各类疾病的医疗数据进行建模预测，实现医学造影的病灶识别和分类，为医生诊治提供决策辅助，同时能够构建健康档案区域医疗信息平台，促进患者与医务人员、医疗机构、医疗设备之间的互动，实现医疗智能化。

智慧医疗是指通过打造健康档案区域医疗信息平台，利用最先进的物联网技术，实现患者与医务人员、医疗机构、医疗设备之间的互动，逐步达到医疗信息化、智能化。如今，智慧医疗的应用场景主要分为医用机器人、远程诊疗平台的应用，智慧医院的建设及运维，可穿戴设备的智能化等方面。目前，美国的智慧医疗产业最为发达，这归功于其强大的研发实力，植入式医疗设备、大型成像诊断设备、远程诊断设备和手术机器人等智慧医疗设备的技术水平世界领先。据亿欧网报道，美国已占据当今全球智慧医疗市场约80%的份额，同时，全球40%的智慧医疗硬件设备产于美国。根据新思界产业研究中心发布的《2019—2023年中国智慧医疗行业发展前景及投资风险规避建议报告》显示，2018年，我国智慧医疗市场销售规模达到700亿元，同比增长27.8%；预计到2020年，我国智慧医疗市场销售规模将超过1000亿元，未来发展前景广阔。

5G技术使医疗健康服务在模式与内容上发展革新。在服务模式上，患者去医院获取诊断与治疗的固有形式被改变，基于5G技术与相关医疗设备，连接患者、医院、医生，借助移动医疗、互联网医疗、智慧医疗拓展诊疗方式，实现在线诊断与指导，同时边远地区的患者也可以通过远程医疗享受优质医疗资源；在服务内容上，从传统的医院诊断、治疗、康复更新为诊断、治疗、康复及预防，结合智能医疗终端与大数据、云计算技术，监测生理数据及时获知身体状态预防疾病，帮助居民进行日常的健康管理与保障工作，使医疗健康服务获得多方位的提升。

5G技术通过改进医疗服务内容与模式从需求端激发了医疗装备产业的发展活力，促进医疗装备的研究与创新，加快医疗装备产业的数字化、精准化、智能化发展，激活医疗硬件制造业的转型升级。同时，5G网络以稳定可靠的通信环境为媒介，支持海量医疗数据与信息交互，丰富了医疗健康服务的内容与模式，为医疗健康服务业构建良好的产业生态奠定了基础。

1.3.3　5G 惠及医疗健康服务全链条

近年来，"互联网＋"正在强势进入医疗行业，传统医院纷纷"触网"，掘金"互联网＋医疗健康"蓝海，移动医疗、远程医疗、互联网医疗、智慧医疗等新型服务模式逐渐出现，但因服务质量和业务拓展高度依赖网络性能而发展缓慢，5G 网络切片、自组织、可编排等特性将助力医疗健康服务产业的变革。

目前，我国医疗健康产业链条长，专业技术要求较高，以医院服务和医疗商品为主，其他服务极少，产业结构单一。以患者为中心，5G＋医疗健康产业涉及预防、诊断、治疗、康复等各个环节，其中包括医疗工业、医药商业、医疗服务、健康管理服务等多个与人类健康紧密相关的生产和服务领域。在传统医疗健康服务的基础之上，5G＋医疗健康进一步扩展了医疗服务范围，新增药品服务、健康管理和健康养老等新型医疗服务，同时，将惠及可穿戴设备、检验检测设备商、医疗机器人等医疗设备商。运营商不再满足于网络运维服务，将与医疗行业深度融合，拓宽运营商的服务场景，发展可持续盈利的商业运营新模式。智慧医疗、远程医疗、移动医疗、互联网医疗不仅丰富了医疗健康产业应用场景，而且也吸引了医疗保险、商业保险等医疗金融机构的涌入，真正将保险、医疗服务、健康管理等相关行业结合起来，改变了产业生态的格局，构成了医疗健康服务全链条，为患者提供线上线下一体化的服务（见图1－23）。

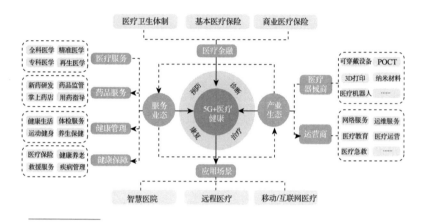

图1－23　5G 医疗健康行业全链条

　　为患者提供更好、更可负担的医疗服务，让百姓获得更高的健康水平，一直是医保、医院、企业、患者关注的话题。5G＋医疗健康以 5G 网络为桥梁，联合物联网、大数据、边缘计算、人工智能等现代信息技术，将为医疗健康服务全链条注入新的发展活力，进一步延伸惠及全民的健康信息管理、医疗服务、健康保障服务的范围，推动移动医疗、远程医疗、智慧医疗的应用发展。

　　5G 支持下的医疗健康服务将极大满足临床服务需求，拉近医疗服务与患者的距离，提升患者满意度。例如，在 5G 条件下，院前急救联动系统借助远程医疗的形式来实现患者与医院之间的互联互通，患者所有病历资料都能实时上传到救护车，急救医生可做紧急处理，同时参与后续治疗的医生也可实时指导，实现院前和院后救治一体化。同时，在健康养老方面，智能硬件设备实时检测老人的身体状况，通过 5G 把数据实时传输给医疗服务机构签约医生、社区养老驿站的工作人员，为居家养老、社区养老、机构养老的老年人群提供健康管理、睡眠监测、异常报警、无延时语音连线等相关服务，联动线上和线下，提升了养老服务的及时性与覆盖面，丰富了养老产业的服务内容。

随着社会老龄化和生态环境恶化，各类慢性病、恶性肿瘤等的发病率也随之升高，医疗器械需求大幅上升，但医疗器械网络化、智能化水平较低，因此，5G 医疗设备产业是医疗健康行业发展的一个重要方向。医疗机器人具有对手术空间要求低、创伤小、术后恢复期短等特点，被广泛应用于腹腔镜手术、胸腔镜手术、微创外科手术。如今 5G 正在与医疗机器人全面融合，医生利用 5G 网络可以远程浏览患者病历、手术影像及操控手术机器人机械臂对异地患者进行安全可靠的手术治疗。据动脉网报道，目前全球手术机器人的手术量已经从 2005 年的 2.5 万例，增长到 2018 年的 130 多万例，13 年间增长了 52 倍。全球医疗机器人市场规模增长迅速。2021 年，医疗机器人的市场规模将达到 207 亿美元，其中手术机器人占整个医疗机器人市场的 60%。2014—2021 年，医疗机器人行业的年均复合增长率将达到 30%。

目前，虽然 5G + 医疗健康商用模式还在探索阶段，但激发了医疗健康上下游产业的潜力，很多企业在商业模式创新与产业融合方面已经提前布局。通信运营商竞相加快5G网络基站、边缘计算和泛在网等方面的部署工作，医疗设备商积极布局5G医疗智能设备，推进可穿戴设备、物联网设备、医疗装备等国产化研发进程，互联网企业联合医疗金融行业拓展健康服务项目和内容，使医疗健康服务供给更加优化、智慧、精准，最终为患者提供更优质便捷的服务，为社会创造更多的经济效益。

1.4 5G+医疗健康应用情况大事记

1.4.1 国外5G+医疗健康应用大事记

近几年来，面对世界范围内5G市场的激烈竞争，各国纷纷将"5G"列入国家发展战略，在医疗领域，也逐渐拉开5G的序幕。

西班牙

2018年1月9日，加泰罗尼亚政府、巴塞罗那市政厅、巴塞罗那基金会、i2CAT基金会、加泰罗尼亚电信技术中心（CTTC）、Atos和加泰罗尼亚理工大学（UPC）共同宣布"5G巴塞罗那倡议（5G Barcelona Initiative）"，旨在将巴塞罗那和加泰罗尼亚整体转变为南欧5G领域的数字创新中心。目前，在医疗健康领域，该倡议涉及"5G救护车"和"远程外科医生"试点项目。"远程外科医生"试点项目已由AIS Channel、Clínic医院和沃达丰（Vodafone）开发完成，该项目通过将手术室与5G技术相结合，允许专科外科医生远程、实时地指导手术室的手术，还可开展远程培训工作。沃达丰与 Clínic 医院于 2019 年 2 月合作开展基于 5G 技术的远程指导手术试验，为一名患有肠肿瘤的病人完成了 5G 技术远程辅助手术。沃达丰完成了 5G 网络在 Clínic 医院的率先组建，双方旨在合作将该医院打造成西班牙首家 5G 智慧医院。另外正在进行的"5G 救护车"试点项目，应用于处理复杂的医疗紧急情况（如复杂危重症患病急救，疑似心脏病或中风发作），为健康和医疗急救专业人员提供专门的远程支持。

韩国

2019 年 4 月 8 日，韩国发布"5G + 战略"，战略选定重点支持智能工厂、智慧城市、无人驾驶汽车及数字健康管理等核心服务和智能手机、机器人、无人机等 10 个核心产业，医疗健康是五个核心重点支持对象之一。4 月 26 日，韩国无线电信运营商 SKT 和延世大学医疗系统（YUHS）签署了协议备忘录。根据该协议，两者将共同建设永仁 Severance 医院，这将是韩国首家配备 5G 网络系统的医院，该医院计划于 2020 年 2 月开放。这家 5G 数字医院将提供数字便利设施，包括为患者和访客提供基于 AR 的室内导航服务，为隔离病房的患者提供全息影像系统以虚拟地与访客进行电子会面。同时，该医院将采用量子加密技术，使用量子密钥加密数据以对抗黑客攻击，保障医院的医疗信息安全。此外，医院的门禁系统也将采用非接触式的面部识别技术，以减少感染的风险，并确保只允许有权限的职员进入某些关键区域。

芬兰

2018 年 6 月，芬兰与其他北欧四国（瑞典、挪威、丹麦、冰岛）联合发布 5G 合作宣言，确定在通信领域加强合作，推动北欧五国成为世界上第一个 5G 互联地区。宣言中确认将加大对 5G 的投入，设立适当的监管框架，在政策层面为公共部门推动信息化和 5G 发展创造条件。该行动计划鼓励和规划特定行业的 5G 发展，包括在关键任务通信方面，明确指出重点关注紧急救助。芬兰奥卢大学医院（Oulu University Hospital）的 OYS TestLab 可以提供 5G 医疗的开发与测试环境。据动脉网报道，奥卢大学医院与诺基亚合作，进行了基于 5G 医疗网络环境的移动急救场景试验（见图 1-24）。利用 5G 技术支持救护车和急诊部门之间的实时数据通信，医院在监控运送中的患者的过程中，根据患者的患病情况提供相应的远程急救指导，同时可以做好相关急救专家和医疗设备的诊前准备，实现医生与患者的精准匹配。

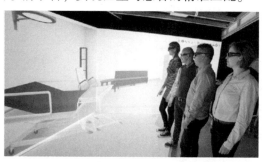

图 1-24　OYS TestLab 进行 5G 技术测试

（来源：Oulu Health）

英国

2018 年 9 月，英国政府部门宣布，以西米德兰兹地区的伯明翰、考文垂、伍尔弗汉普顿三个城市为中心，开展首批大规模 5G 测试项目，以便为未来在全国范围内组建 5G 网络做准备。作为西米德兰兹 5G 项目一部分，2019 年 6 月，伯明翰大学医院 NHS 信托基金会携手 BT 电信演示了 5G 救护车和远程超声。救护车内，5G 的超高速保证了医学图像与视讯的清晰和流畅。现场的护理人员通过 5G "触觉" 机器手套进行超声波检查，而远端的临床医生通过操纵杆发送控制信号至机器手套，手套产生振动后，将护理人员的手指向医生希望移动的位置。临床医生实时远程查看超声图像，使患者抵达医院前实现远程诊断和初步治疗（见图 1-25）。另外，许多英国机构也正在研究医疗领域结合 5G 技术的可行性。英国斯旺西大学（Swansea University）正在尝试使用 5G 无线数据和纳米传感器开展 3D 打印绷带的试验，帮助医生根据伤口情况来制订个性化治疗方案。物联网公司 Pangea Connected 于 2019 年 4 月宣布与金斯顿大学（Kingston University）合作，测试 5G 视讯串流服务，急诊医生能在患者到院前判断检伤分级。

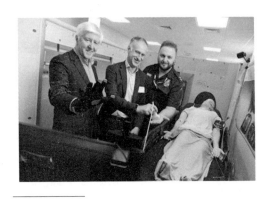

图 1 - 25 护理人员在 5G 救护车内演示远程超声

（来源：telecomtv）

美国

2018 年 1 月，哥伦比亚大学计算机图形和用户界面实验室尝试基于 5G 进行远程物理治疗，致力于测试 5G 如何优化医疗服务流程，以低延迟、快速的网络支持智慧医院建设。同年 2 月，AT&T 与临终关怀提供商 VITAS Healthcare 合作，试图将 5G 与虚拟现实和增强现实结合以帮助临终关怀患者减轻痛苦和焦虑（见图 1 - 26）。据动脉网报道，高通生命公司（Qualcomm Life, Inc.）建立了一个基于 5G 的医疗物联网平台，该平台名叫 2net。早在 2006 年高通就开启了 5G 的研发，有关 5G 的研发又推动了 2net 的成熟。高通 5G 新型无线电统一接口能够提供深度、冗余覆盖和高系统可用性，以连接多个网络节点上的医疗传感器，提高了网络的可靠性，能将延迟最小化（低至 1 毫秒），保证了在遇到医疗紧急情况时，其传输可以优先于其他传输。

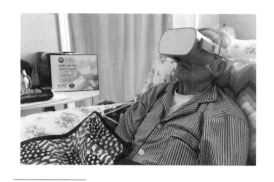

图 1-26　基于 5G、VR 与 AR 的临终关怀服务
（来源：AT&T）

日本

日本构建 5G 社会的目的，主要是为了实现三大目标：第一是初步实现汽车和农业机械车辆的全自动驾驶；第二，实现远程医疗；第三是实现货物的无人机配送。远程医疗是日本 5G 技术探索的重要领域。在远程医疗领域，2019 年 1 月，日本和歌山县内高川町街道开展了基于 5G 的远程诊断测试，并将该街道患者的病患部位的高精度影像以 5G 模式实时传送到 30 千米外的和歌山县立医科大学，通过高清电视会议系统与当地医生进行会诊。前桥市也计划在前桥红十字医院、前桥市消防局、前桥工科大学开展基于 5G 的远程医疗急救实验，将事故现场的患者高清影像通过 5G 实时传递至医院及救护车，由医生远程指导现场处置，同时系统导入病人电子病历，有助于医生迅速把握病人既往病史等信息。

1.4.2　国内 5G + 医疗健康应用大事记

面对全球 5G 发展的激烈竞争，中国抢先入局，政府积极布局陆续出台系列 5G 技术重大专项和 5G 垂直行业应用等多项利好政策，为 5G 医疗健康的应用发展创造了良好条件。

我国部分医院和企业纷纷在 5G + 医疗健康领域发力。从以下汇总的国内 5G + 医疗健康应用大事记可以看出，我国 5G 医疗健康前期探索已取得良好的应用示范效果。

河南

2018 年 10 月 18 日，郑州大学第一附属医院远程医学中心在 2018 数字经济峰会暨 5G 重大技术展示交流会上展示了 5G 支持下的远程会诊、远程 B 超、移动查房机器人、远程手术指导等远程医疗应用（见图 1 - 27）。

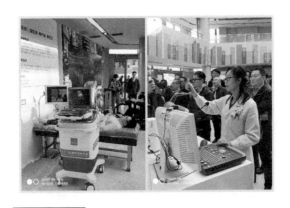

图 1 - 27　2018 数字经济峰会上 5G 远程 B 超展示

2019 年 3 月 15 日，河南移动公司与诺基亚贝尔公司在郑州大学第一附属医院开通了 5G 实验网的 30 个基站，这标志着国内首个 5G 医疗实验网的建设完成。

2019 年 3 月 22 日，河南首次实现了救护车在移动状态下的 5G 远程会诊（见图 1-28）。

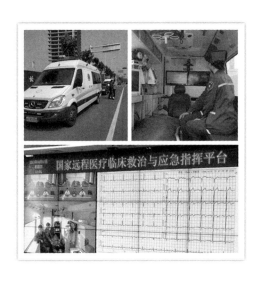

图 1-28　郑州大学第一附属医院远程医学中心开展 5G 急救演练

2019 年 3 月 28 日，信阳市光山县人民医院和乡镇卫生院部署 5G 基站，首次实现了农村地区的 5G 远程医疗试点。

2019 年 4 月 8 日，郑州大学第一附属医院心内科、老年医学科等病区进行了 5G 网络覆盖，建成了河南省内首批 5G 示范病区。

2019 年 4 月 11 日，郑州大学第一附属医院远程医学中心及急诊医学部郑东院区、河医院区共同进行了院外 – 院内模拟演练。

2019 年 6 月 25 日，河南移动在许昌鄢陵举行"5G 智慧医疗客户推介会暨签约仪式"，联合鄢陵县打造全国首个 5G 医疗网示范县。鄢陵县中医院、鄢陵县中心医院 5G 业务合作主要包括 5G 云视讯系统、移动护理（云医护）系统、影像云、远程指挥中心大屏显示系统、5G 通信设备、传输专线等内容，项目完成后将实现与郑州大学第一附属医院的远程互联，进行移动远程医疗相关技术验证及应用。

湖北

2018 年 11 月 27 日，中国移动湖北公司与华中科技大学同济医学院附属协和医院签署了共建合作协议，打造湖北首家 5G 智慧医院。双方将在新型诊疗、急救、智慧院区等领域开展大量创新性研究，重点建设远程诊断、远程手术、机器人查房、可穿戴医疗设备等项目；同时开展物资定位跟踪和信息采集、基于物联网的智能运维、机器人自动化物流等 5G 智慧院区管理应用研究，全面推进智慧医疗建设（见图 1 – 29）。

2019 年 7 月 5 日，武汉同济医院通过 5G 技术成功实现医联体内远程协同，指导枝江市人民医院顺利完成一例冠脉介入治疗。

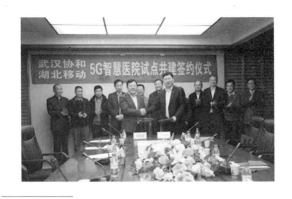

图 1-29 中国移动湖北公司与华中科技大学同济医学院附
属协和医院签署共建合作协议

（来源：通信世界网）

四川

2018 年 12 月 5 日，成都市第三人民医院联合成都联通演示
了基于 5G 网络环境下远程超声诊断的应用。在超声诊断室里，
基于 5G 网络，医生对着大屏幕遥控机械臂为位于体检中心远端
的患者进行了一次远程超声诊断（见图 1-30）。

2019 年 5 月 12 日，在成都市公共卫生临床医疗中心主办的
第二届四川省食管胃静脉曲张精准治疗研讨会上，主办方利用
5G 进行了一场内窥镜手术操作直播。会议现场的高清内窥镜视
频通过成都联通 5G 网络实时传送，可同时在大会会场、PC 端
和个人手机客户端进行远程观看，手术的画面超高清且毫无
卡顿。

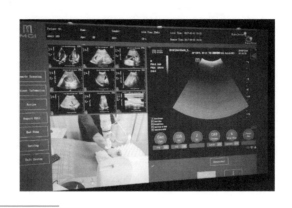

图 1-30　成都联通演示 5G 网络环境下远程超声诊断检查界面
（来源：网易新闻）

2019 年 5 月 14 日，四川大学华西医院与遂宁市中心医院、成都龙泉驿区第一人民医院连线，运用电信 5G 网络，成功进行了省内首次远程医疗会诊。四川大学华西医院相关专家通过屏幕同步看到了遂宁市中心医院、成都龙泉驿区第一人民医院患者的多项检查报告，给出了下一步的治疗建议，还进行了相关的手术提前演示指导。

2019 年 5 月 17 日，5G 城市医疗应急救援系统在四川省人民医院急救中心正式上线，以 5G 救护车为基础，配合人工智能、AR、VR 和无人机等应用，打造全方位医疗急救体系。

2019 年 6 月 1 日，四川大学华西第二医院华益民教授为来自凉山州偏远地区的先天性心脏病小患者进行了免费公益心脏介入手术，同时完成了全国首次儿童心肺血管疾病手术 5G + 4K 高清的远程示教。2019 年，四川大学华西第二医院将逐步在锦江院区试点 5G 网络全覆盖部署，建立一张 5G 医疗专网，结合 5G 网络，将高清视频、VR 技术、人工智能算法等应用在全院推广。

2019 年 6 月 18 日，四川省人民医院启用 5G 城市灾难医学救援系统，与前线应急快速反应小分队就长宁县中医院的一例腹部损伤疑似脾破裂伤员进行实时远程视频会诊。这是世界首个将 5G 技术运用于灾难医学救援的案例。截至 2019 年 6 月 19 日下午，在该 5G 平台的支持下，已有五名伤员接受了多学科专家会诊。

2019 年 7 月 3 日，四川大学华西医院、四川大学华西第二医院、省人民医院、省肿瘤医院、省第四人民医院与中国移动（成都）产业研究院、中国移动通信集团四川有限公司成都分公司在成都举行 5G 战略合作协议集中签约仪式。

福建

2018 年 12 月 18 日，华为联合中国联通福建分公司、福建医科大学孟超肝胆医院、中国人民解放军总医院、苏州康多机器人有限公司等成功实施了 5G 远程外科手术动物实验。该手术测试在福州中国联通东南研究院内进行，由中国人民解放军总医院肝胆胰肿瘤外科主任刘荣主刀，基于 5G 远程控制 50 千米外的机器人手术钳及电刀，对福建医科大学孟超肝胆医院内的一头小猪进行了肝小叶切除手术。手术用时约 60 分钟，操作延迟极低，手术创面整齐，术后实验动物的生命体征平稳（见图 1 - 31）。

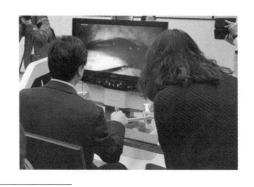

图 1-31　中国人民解放军总医院肝胆胰肿瘤外科
主任刘荣进行远程外科手术操作

（来源：环球科技）

安徽

2019 年 1 月 3 日，安徽电信、中国科学技术大学附属第一医院及相关厂家联合成立的智慧医院 5G 实验室正式挂牌，参与方将共同在智慧手术室、智慧病区、智慧后勤、远程医疗等场景开展应用。

2019 年 5 月 10 日，安徽省安医大二附院医学专家通过 5G 技术对石台县人民医院开展的两台腔镜手术进行实时精准指导，并通过语音调节手术室的机器，实现手术的 5G 远程协同操作。两地 5G 网络分别由安徽移动合肥分公司和池州分公司部署，采用华为 5G 数字化室分基站，手术腔镜通过华为终端 CPE 与 5G 基站对接（见图 1-32）。

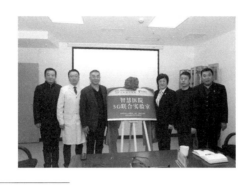

图 1-32 "智慧医院 5G 联合实验室"揭牌仪式

（来源：中国数字医学）

北京

2019 年 2 月 24 日，北京移动携手华为完成了中日友好医院 5G 室内数字化系统部署，为移动查房、移动护理、移动检测、移动会诊等应用提供了 5G 网络环境。

2019 年 3 月 12 日，在北京联通公司提供的 5G 环境下，深圳市人民医院向清华大学附属北京清华长庚医院传输高清手术影像，同时实现在北京的无延时直播。北京清华长庚医院执行院长董家鸿院士通过混合现实技术，与手术医生进行了术前方案讨论，并在两台异地手术进程中进行实时远程技术指导。

2019 年 3 月 15 日，中国移动与中日友好医院共同开展 5G 远程会诊业务演示，实现了电子病历、放射影像、病理等近 2G 医疗数据的快速传输、同步调阅。

2019 年 3 月 16 日，中国人民解放军总医院在中国移动及华为公司 5G 网络技术支持下，完成全国首例基于 5G 网络的远程人体手术——"帕金森舶脑起搏器"植入手术（见图 1-33）。

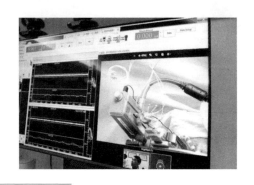

图 1-33   5G 远程"帕金森舶脑起搏器"植入手术

（来源：新华社）

2019 年 6 月 27 日，田伟医生在北京积水潭医院机器人远程手术中心，通过远程系统控制平台与嘉兴市第二医院和烟台市烟台山医院同时连接，成功完成了全球首例骨科手术机器人多中心 5G 远程手术。

广东

2019 年 3 月 9 日，广东省人民医院、广东移动、华为公司共同签署《5G 智慧医疗战略合作协议》，联手打造广东省首个 5G 应用示范医院，建设面向 5G 应用的"互联网+"智慧医院服务体系。

2019 年 4 月 2 日，深圳市第三人民医院联手中国电信深圳分公司、华为技术有限公司签署 5G 战略合作框架协议，联手打造深圳市首家、全国传染病专科医院首家 5G 智慧医疗示范单位。

2019 年 4 月 3 日，广东高州市人民医院和广东省人民医院共同成功完成了全国首台 "5G + AI 微创心脏手术"（见图 1 - 34）。广东省人民医院利用 5G 技术为高州市人民医院提供远程指导，画面时延低于 30 微秒。广东移动和华为提供 5G 技术支持，史弋宇教授团队负责 AI 技术，这场手术还以 VR 视频技术方式演示了过程。

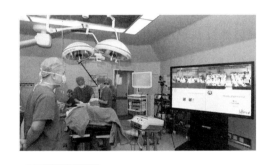

图 1 - 34　5G + AI 微创心脏手术

（来源：健康界）

2019 年 5 月 6 日，广东省第二人民医院珠海医院举行了广东首例医联体 5G + 远程超声、5G + 应急救援演练暨 5G 智慧医院应用签约活动。

2019 年 5 月 21 日，佛山市三水区人民医院利用 5G 与西南街道社区卫生服务中心连线进行了远程会诊，并在线指导社区卫生服务中心的医生完成了对患者甲状腺结节的细针穿刺取样手术。

2019 年 7 月 9 日，惠州市中心人民医院在 120 救护车内进行了 5G AR 医疗急救示范演示。5G 救护车上配置应急救援系统，在初步诊疗得出患者病情紧急的情况下，医护人员采取 5G 网络联动方案，佩戴上 AR 眼镜与院内专家进行了连线。同时，一场 5G 手术直播在惠州市中心人民医院和博罗分院同步进行。当天惠州市卫生健康局与惠州移动在市中心人民医院正式签约"5G + 智慧医疗战略合作协议"，并启动市中心人民医院"5G 示范医院项目"。

浙江

2019 年 4 月 8 日，浙江大学医学院附属第二医院展开了一场模拟 5G 急救（见图 1－35）。5G 救护车由杭州市滨江区开往浙大二院，途中救护车实时传输患者的各项生命体征信息，辅助医院急诊科医生进行初步诊断，医生还通过 VR 观察车内急救状况，向车内急救医生发出指令。期间医院指挥中心及时联系相关部门，用无人机向医院传送特殊急救用品，实时监测航飞状况。救护车到达之前医院已做好一切准备，整场急救演练只花了 15 分钟。到 2019 年年底，5G 急救项目将在杭州市实现全覆盖。

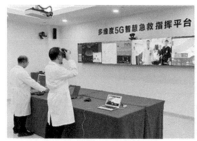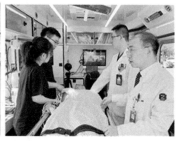

图 1－35　浙江大学医学院附属第二医院 5G 急救模拟

（来源：浙江在线）

2019 年 6 月 24 日，在文成县人民医院 B 超室，来自温州医院的专家基于中国电信的 5G 网络，通过远程连线，实时操控机械手模拟对患者进行 B 超检测。

2019 年 6 月 28 日，宁波宁海县第一医院神经内科医生尤燕锭通过 5G 网络对力洋镇中心卫生院进行了实时远程查房，与患者进行高清流畅的视频交流。

贵州

2019 年 4 月 10 日，贵州医科大学附属医院与中国移动贵州公司共同揭牌成立 5G 医疗联合实验室，联手打造贵州省首个 5G 智慧医院。当天，贵州医科大学附属医院远程医学中心利用 5G 通信网络，联合长顺县人民医院及中日友好医院完成了 5G 远程 MDT（多学科会诊）会诊。另外，5 月 13 日，在贵州省人民医院还举行了"互联网 + 智慧医疗"战略合作协议现场签约会（见图 1 - 36）。

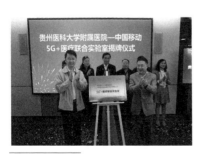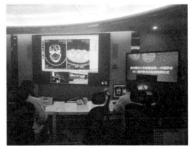

图 1 - 36　贵州医科大学附属医院—中国移动 5G 医疗联合实验室成立

（来源：贵阳网）

上海

2019 年 5 月 7 日，上海徐汇区中心医院与腾讯集团、中国移动通信集团，就智慧医院建设正式签署合作协议，以"智慧徐汇"双千兆 5G 示范区为平台，积极推进远程医疗、区域合作、智慧就医、智慧物联、人工智能等医疗信息化建设，目标是将徐汇区中心医院打造成为全国 5G 智慧医疗示范标杆。

2019 年 6 月 28 日，上海世界移动通信大会（MWC19）的 5G 峰会上，西班牙医生安东尼奥·雷西（Antonio de Lacy）与约 2000 位观众在峰会场馆里观看了上海东方医院手术室的低位直肠癌手术 5G 直播，并与手术室内的傅传刚教授进行了实时对话和讨论。

2019 年 7 月 8 日，在上海瑞金医院的一间手术室里，普外科主任郑民华和他的团队为一名 63 岁的女性患者实施腹腔镜右半结肠癌根治术，此次手术通过中国电信 5G 网络进行了首次 5G + 4K/8K + VR 直播（如图 1 - 37 所示）。

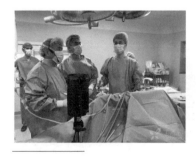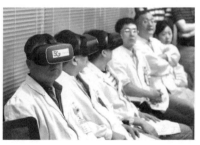

图 1 - 37　郑民华教授（左）主刀微创结肠癌根治，多地医生通过 5G 观摩直播
（来源：丁香园）

澳门

2019 年 5 月 11 日，珠澳两地首次以 5G 技术进行远程医疗手术教学演示，中山大学附属第五医院手术室内先后开展了四台手术，澳门镜湖医院医生进行了实时连线并参与观摩讨论。

江苏

2019 年 5 月 13 日，江苏省人民医院胸外科主任陈亮通过移动 5G 网络在本部院区对浦口分院手术室里的一台左上肺联合亚段切除术进行远程指导。除 5G 之外，此次手术还用到混合现实技术，手术团队在之前就已通过混合现实云端智能分析与重建影像数据，获得了患者肺部的三维模型，通过云端实现了两地医生的"实时共享"。双方佩戴 MR 头显全息浏览影像，并协同制订了最佳手术方案（见图 1 - 38）。

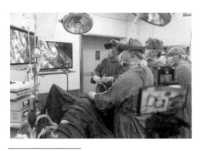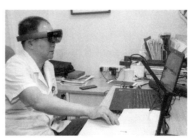

图 1 - 38　江苏省人民医院胸外科主任陈亮与浦口分院朱全主任联合完成
5G + MR远程肺部手术

（来源：通信人才网）

2019 年 5 月 17 日，江苏大学附属医院展示了与江苏大学校医院（社区卫生服务中心）开展的 5G 远程专家会诊。三块显示屏实时传输校医院内的会诊场景和为患者做超声波的画面。显示屏前江苏大学附属医院超声科、心内科、内分泌科等科室的六位专家与校医院医生进行实时沟通。

辽宁

2019 年 5 月 28 日，中国医科大学附属第一医院在 5G 网络环境下，利用混合现实及增强现实技术，成功完成了东北三省首例达芬奇机器人辅助右肾部分切除微创手术的实时远程会诊。依托 5G 网络，中国医大一院泌尿外科毕建斌教授团队在手术室内与远端会议室的专家进行病例讨论交流，并在机器人微创手术过程中利用视频融合技术使远端专家能够以术者视野同步进行探讨交流。

甘肃

2019 年 5 月 29 日，甘肃省卫生健康委依托省远程医学信息平台，运用电信 5G 网络技术开展了全省首例 5G 手术远程示教活动，并向远程医学平台对接的多个省内医疗机构推送信号。

内蒙古

2019 年 5 月 29 日，内蒙古自治区人民医院、中国电信内蒙古分公司、华为技术有限公司共同完成了《5G 智慧医院战略合作协议》的签署，三方致力于联合打造"智慧医院 5G 联合实验室"，并开通了全区首家医院 5G 网络试点。

山东

2019 年 5 月 31 日，山东省首家 5G 互联网医院在济南市妇幼保健院正式上线。

……

2019 年以来，5G 医疗应用的案例如雨后春笋，实现了多个"首次"，应用范围不断拓宽，应用的方向也越来越深入。3 月，国家卫生健康委医政医管局副局长焦雅辉在新闻发布会上表示，5G 技术具备高通量、大带宽、低时延的特点，其对于医疗的发展尤其是远程医疗的发展起到积极助力的作用，有利于缓解医疗资源布局不平衡的矛盾。从大城市的三甲医院到基层医院，都在 5G 的推进中尝试了新的方式，获得了质量和效率的提升。从 5G 网络部署地域看，北京、河南、四川、广东等地开展了较多的探索与试验，这为后期在全国医院部署 5G 打造了样板。相信随着 5G 医疗顶层架构、系统设计和落地模式的不断完善，未来会有越来越多的医院向 5G 智慧医院迈进。但同时焦雅辉表示，5G 是一个新事物，现在全国的主干网还不是很成熟，对于 5G 技术的应用，要遵循基于目前的网络技术和医学科学规律进行科学审慎的探索。

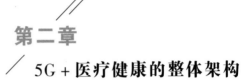

第二章

5G + 医疗健康的整体架构

5G 为医疗健康带来了新的可能，将更多应用场景变为了现实。这些应用场景的实现离不开完善的技术架构与网络架构的支持，通过 5G + 医疗健康的架构，可连接医院内不同类型的医疗终端与患者移动终端，并对不同的医疗健康应用提供数据、网络、标准、安全等方面的支持，结合 5G 的 eMBB、uRLLC 和 mMTC 三大特性，实现医疗监测与护理、医疗诊断与指导和远程操控三类主要应用。

2.1 5G + 医疗健康架构体系设计

结合 5G + 医疗健康需求，5G + 医疗健康整体架构可分为五层，自底向上分别是：终端层、网络层、数据层、平台层和应用层。各层责任分工不同，协同支持 5G + 医疗健康的应用，其架构如图 2-1 所示。

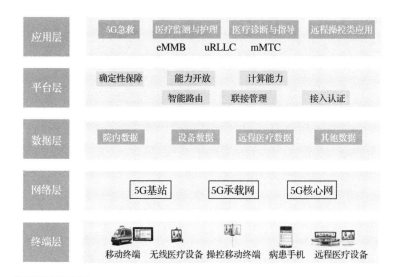

图 2-1 5G+医疗健康架构图

(1) 终端层

终端层包含移动终端、无线医疗设备、操控移动终端、病患手机和远程医疗设备等。终端层主要是信息的发出端和接收端，它们既是信息采集的工具，也是信息应用所依附的载体。通过将各类传感设备、可穿戴设备、感应设备等智能终端接入 5G 网络实现了持续、全面、快速的信息获取。

通过对现有终端进行改造，可赋予其具备 5G 网络连接的能力，对于不同类型的设备可采用不同改造方法：

对于医疗中查房手持终端、远程会诊视频会议终端、视频采集终端、可穿戴设备等智能终端，可以通过集成 5G 通用模组的方式，使得医疗终端具备连接 5G 网络的能力（见图 2 - 2）。借助 5G 移动通信技术，将院内的检验、检查设备以及移动医护工作站进行一体化集成，实现移动化无线检验、检查，对患者生命体征进行实时、连续和长时间的监测，并将获取的生命体征数据和危急报警信息以 5G 通信方式传送给医护人员，使医护人员实时获悉患者当前状态，做出及时的病情判断和处理。

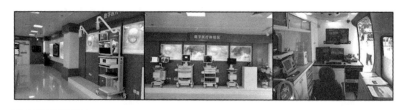

图 2-2　集成 5G 通用模组的设备

对于无法集成 5G 通用模组的传统医疗设备，其设计复杂精密，例如大型医疗器械、医疗机器人等设备。对于此类医疗终端设备，难以通过设备改造直接集成 5G 通用模组，可通过网口连接医疗 DTU（Data Transmission Unit）或者通过 USB Dongle 连接 5G 网络。基于 5G 网络切片技术，为传输流量承压的医疗检测和护理设备开设专网支持，保障传输稳定顺畅，由此可以远程使用大量的医疗传感器终端和视频相关设备，做到实时感知、测量、捕获和传递患者信息，实现全方位感知病人，并打破时间、空间限制，实现对病情信息的连续和准确监测，为远程监护的广泛复制推广打开技术瓶颈。

（2）网络层

网络层是信息的传输媒介，是5G+医疗健康的重要环节，充分体现了5G网络传输的优越性。通过分配于不同应用场景的独立网络或共享网络，实时高速、高可靠、超低时延地实现通信主体间的信息传输。网络层的正常运行离不开5G基站、5G承载网和5G核心网等要素的支持。核心网相当于人类的大脑，接入网是人的四肢，承载网就是连接人类大脑和四肢的神经网络，负责将各类信息和数据及时传递。

5G基站是承载5G传输的基础设施，相比于4G而言，5G要求更加密集的基站建设。以北京市为例，为响应国家"积极推动5G研究和产业发展，明确2020年5G商用"的要求，北京铁塔于2018年在北京率先启动了5G网络建设工作。截至2018年11月底，全国24个城市已建设完工5G站点700余个，其中93%的站点均由铁塔公司承建，为后续5G规模建设奠定了坚实基础。据北京铁塔透露，2019年北京三家电信运营商对于5G通信基站的需求旺盛，预计约为14500个。为了满足运营商对于5G通信基站的数量要求，也为更好地推进5G建设，更快、更经济地进行5G部署，北京铁塔联合三家运营商、主设备厂家和设计支持单位成立规划编制小组，选取典型场景，建立联合工作机制，在开展现有基站资源分析的基础上，结合可合理共享的社会资源，进行5G信息基础设施规划。

5G承载网络是为5G无线接入网和核心网提供网络连接的基

础网络，它不仅为这些网络连接提供灵活调度、组网保护和管理控制等功能，还提供带宽、时延、同步和可靠性等方面的性能保障。

（3）数据层

5G＋医疗健康应用中涉及患者健康信息、医院信息系统数据、设备数据等多类型隐私数据，数据层用于建立不同种类的专用数据库，实现不同种类数据的集中管理，方便为上层应用提供数据基础，且便于管理。

为保证5G＋医疗健康业务的正常开展，在业务进行前和进行中需要收集各类数据，包括健康数据、医院信息系统数据、视频数据和业务数据等。为有效地提供数据存储服务，实现信息的集成与整合存储，应当针对不同类型的数据设计对应的存储模式。常用的存储模式包括：关系数据库、索引数据库、XML 文档。

结构化数据通常采用关系数据库进行存储；对于 XML 文档，考虑其存储的特殊性以及存在的多种存储模式可能，采用文件形式和数据库形式结合方式进行存储；对于其他类型的数据，如WORD 文档，PDF 文档、DICOM 文档等，更多采用文件方式进行存储。

XML 文档存储设计：与其他平台间信息交换采用符合 XML规范的文档格式进行传输。常用的 XML 数据库存储方式包括：Native XML 数据库：Native XML 数据库中可定义 XML schema 模型定义，支持 DOM 或 SAX，支持 XML Path 语音和 Xquery。

Native XML 数据库的物理实现可以基于关系型、层级型或者面向对象的数据库结构；大字段存储：以大字段的形式将 XML 文件存储到关系型数据库。关系型数据库中提供的 XML 支持功能可以用 DOM 或 SAX 的方式进行解析；平面表存储：原始 XML 文档或按照平台要求经过转换后的标准化 XML 文档，经过 XML 解析器解析分解后，以约定的格式将 XML 文档存储在数据库的表和字段中。

数据库存储设计：远程操控类医疗健康业务中涉及的大量数据需要存储在关系型数据库中，包括：EMR 索引、电子病历摘要、其他注册数据等。数据存储方式设计：通常采用文件系统方式或裸设备方式进行存储。文件系统直接 I/O 和并行 I/O 已经消除了大部分为了性能使用裸设备的需求，提供了比裸设备更好的管理能力，一个文件系统可以作为一个容器被多个表空间使用。直接使用裸设备进行存储，数据直接从设备到数据库进行传输，可极大地提高数据库系统的性能。

优化数据库存储设计：为获取最佳性能，通常需把事物日志和数据表空间分离，分别存储在不同的磁盘或不同的 LUNs 上，并为每个数据库分区上的事物日志提供专门的磁盘。同时还应做到索引和数据表空间存储分离，RAID 条带大小和数据库数据块大小的配合。

（4）平台层

平台层实现智能、准确、高效的信息处理，包括信息的存储、运算和分析，起着承上启下的过渡作用。平台层以 MEC（Mobile Edge Computer）、人工智能、大数据与云计算等新技术为不同应用提供相应支持，将散乱无序的信息进行分析处理，为前端的应用输出有价值的信息。

（5）应用层

应用层是 5G 医疗价值的集中体现，实现成熟、多样化、人性化的信息应用。5G 三大显著特征可以支持不同的应用场景，如基于医疗设备无线采集的医疗检测与护理类应用、基于视频与图像交互的医疗诊断与指导类应用、基于视频与力反馈的远程操控类应用。

2.2　5G＋医疗健康网络架构

以 5G 为核心的无线医联网可以分为三个功能（见图 2 - 3）：

（1）院内医联网

院内医联网通常采用"室内小站＋本地网关"解决方案。室内小站是指室内建设的数字化分布式微功率基站；本地网关是室内无线组网的业务锚点，包含智能路由、能力开放和连接管理等 MEC 功能，实现虚拟专网控制。

（2）院间远程医联网

由 VPN 专线和院内医联网组成院间远程医联网。VPN 专线是指基于公用有线网络上采用隧道、加密等技术建立医院之间远程互通的虚拟有线专网。

(3) 应急救援医联网

医疗救护车等院外急救设备通过运营商无线宏基站接入到院内医联网或医疗应用平台，组成应急救援医联网。宏基站是指功率比较大的蜂窝网基站，一般部署在铁塔上，覆盖半径比较大，从几百米到几千米不等。急救病人进入医院后，相关的急救设备会无缝地切换到院内医联网。

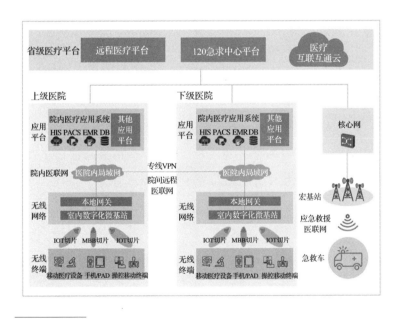

图2-3　医联网物理组网图

2.2.1　基础网络能力要求

以 5G 为核心的无线医联网的基础网络采用运营商的蜂窝网络，院外部署 5G 宏基站，院内部署室内小站。同一个基础网络能够提供 MBB 手机用户通信、医疗设备的传输、NB－IoT/eMTC 物联通信和位置定位服务。

(1) 室内蜂窝网络能力

部署在医院的室内蜂窝网络需要如下能力：

- 采用共小区技术，在医院内实现无缝覆盖，提高了基站接入切换的成功率。
- 实现小区灵活扩容和容量按需扩展，满足了医疗业务的持续发展。
- 具备数字化运维能力，真正实现室内覆盖网络维护的可视化、可检测和可远程维护。具备 5G 网络的通信技术能力，可以获得高达 Gbps 的极致用户体验。
- 具备向 5G 平滑演进的架构能力，部署上做到点位不增和线缆不变。

(2) 安全组网能力

医疗信息关乎人身生命安全，且具有隐私性要求，需要高安全可靠的通信网络。无线互联网具备较高的安全性和可靠性，如采用安全隧道协议 IP－Sec，在网络边缘节点部署电信级防火墙来确保其安全性，采用无线网络协议中的握手信息以及定时器轮询等方式确保协议的可靠性，并在核心节点通过冗余备份甚至异地容灾方案确保系统的可靠性。

（3）医疗 IoT 物联能力

物联网技术在医院中得到了广泛的应用，蜂窝 IoT 作为一种新兴的技术开始进入医疗行业。蜂窝 IoT 技术分为宽带 IoT 和窄带 IoT，宽带 IoT 主要用于医疗影像和视频等大容量和低时延的 IoT 互联，窄带 IoT（比如 NB-IoT）具备低功耗、低成本和广覆盖的优势，可以用于可穿戴式设备、药品的存储管理和医疗设备运行监控等小包数据传输和位置信息上报。室内数字化蜂窝网络可以通过软件升级支持 NB-IoT 功能。

2.2.2 虚拟专网控制能力要求

为了降低医院的 IT 投资成本和提高运维效率，医疗设备接入运营商的蜂窝网络，与 MBB 手机用户共享一个网络。为了保障医疗数据的安全可靠性，利用 MEC 边缘计算技术，构建一个无线医疗虚拟专网。医疗 MEC 边缘计算包含智能路由、连接管理、能力开放和网络 QoS 保障等技术。

（1）智能路由

MEC 本地网关可管理本地医疗设备的接入权限和识别医疗设备接入的业务类型，并建立专有路由，转发到本地的医疗服务器或无线终端；利用智能路由技术，在蜂窝公网中构建一个医疗虚拟网络的路由拓扑，保障医疗业务的独立性、安全性和可靠性。

（2）连接管理

医疗设备接入医疗虚拟专网后，可实现设备的数量管理、状态管理和流量管理，如实时获知当前专网内已连接设备的数量信息、在线/离线状态信息和累计消耗的流量等，便于医院联网设备的信息化管理，提升效率。

（3）能力开放

基于边缘云的 MEC 提供平台开放能力，服务平台上集成第三方应用或者在 MEC 上部署第三方应用，如针对患者提供娱乐资源（比如视频和游戏等），增添患者医院生活的丰富性。

能力开放是通过公开 API 接口的方式为运行在 MEC 上的第三方应用提供无线网络信息和位置信息等多种服务，这是 MEC 有别于其他通信系统的重要特征。综合考虑第三方应用在系统架构及业务逻辑方面的差异，实现网络能力的简单友好开放，同时随着网络功能进一步丰富，可向第三方应用实现持续开放，而不必对网络进行复杂改动。例如位置能力开放：无线医疗虚拟专网基于 5G 室内小站，可以获得亚米级的定位精度，可以被用于护理终端、贵重药品和医疗机器人的定位。

（4）高 QoS 保障

无线医疗虚拟专网针对不同业务对带宽和时延的需求进行网络

QoS 保障。对时延要求比较严格的业务，如远程机器人超声业务要求时延小于等于 20ms，虚拟专网可对其设置较高的调度优先级，确保在网络拥塞的情况下，时延仍能满足业务要求。另外，还有些业务对带宽的需求较高，如远程实时会诊和无线手术示教的视频图传业务带宽需求为 10 ~ 15Mbps，虚拟专网可对其设置适当的带宽保障门限，确保带宽满足业务需要。未来网络将平滑演进到 5G，可以采用网络切片技术进一步提升医疗业务网络 QoS 保障能力。

2.3　5G + 医疗健康的关键技术

5G 是多种领先技术融合取得的成果，这些技术一同绘制出 5G 绚烂的画卷。5G 主要关键技术如表 2 - 1 所示，主要包括：

表 2 - 1　5G 关键技术

5G 关键技术	技术特点与优势
超密集异构型网络	网络节点半径小，数量多，支持超大流量的低成本运营。网络覆盖范围、系统容量、功率以及效率均得以提升
大规模天线阵列	天线数目多，信号覆盖维度广 提高了信号传输的可靠性并且提升了小区的吞吐率
D2D 技术	D2D 技术绕过基站直接与终端通信，其质量高、速率快、功耗低、时延小以及可靠性高
自组织网络	集中式、分布式和混合式三种网络架构，自动配置、成本低廉、安装简便以及自动诊治
内容分发网络（CDN）	用户能够高速获取信息，避免拥堵
软件定义网络（SDN）	消除手动配置，简化管理流程，降低运营成本
移动边缘计算技术（MEC）	提升网络边缘设备的网络质量

（1）超密集异构型网络

当前 4G 基础的 LTE 网络由 eNB、MME、SGW 和 PGW 构成，并采用集中式的管理机制，所有的指令都需要在 LTE 的集中控制节点 MME 中进行处理。这样的模式使得 LTE 难以适应不断发展的业务需要和不断提高的运营要求，时常面临网络拥堵的场景。而在智能终端设备普及和工业智慧化的大背景下，数据流量必然呈现爆炸式的增长。5G 网络的布建则依照"半径小，数量多"的原则，减小节点半径，增加节点数量，以此构建超密集网络来保证未来的 5G 网络支持超大流量的运营。这种部署方式不仅使网络范围大幅度提高，提升单个区域内系统的容量，并且在功率提升的前提下做到了效率提升，降低了网络的运营成本。

然而，越密集的网络部署意味着网络拓扑愈加复杂，这种情况下很容易出现与现有通信设备不兼容的问题和小区干扰问题。小区干扰问题是指，在使用同频组网的过程中，其他小区也在用同样的时频资源，这时其他小区用户的使用会对本小区的用户造成干扰。小区干扰问题已经成为制约 5G 发展的重要因素。

为了解决该问题，控制平面与用户平面分离的方案被提出，在方案中，基站使用无线信令来协调其覆盖范围内的小小区的操作行为（见图 2-4）。

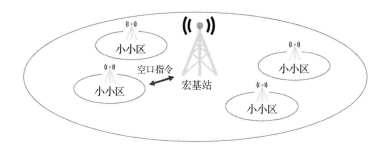

图 2－4　异构网络中的控制平面与用户平面分离示意

在图 2－4 中，用户向连接的小小区报告其信道状态信息及缓存状态信息。这些信息由小小区进一步转发至基站。当回程链路较差时，宏基站和小小区间的交互使用具有极低时延和极高可靠性的空口指令。在该方法中，控制平面与用户平面的分离有两种不同的实现方法。第一种，除物理层相关的指令，控制平面完全由宏基站和用户负责。第二种，假设与用户交互的控制平面由小小区负责，那么宏基站则负责指导小小区如何使用无线资源，以达到合理分配无线资源的目的。

（2）大规模天线阵列

大规模天线阵列是与超密集型网络息息相关的，该技术是提升频谱效率的重要手段。该技术可以从两方面理解，一方面是天线的通道数量，在传统的 TDD 网络中，天线的架构一般是二天线、四天线、八天线。而在大规模天线阵列中，天线的通道数可以达到 64、128、256 个。另一方面，该技术增加了信号覆盖的维度。在传统的 MIMO（Multiple-Input Multiple-Output）中发射信号，产生的覆盖面只作用于水平方向，在竖直方向没有作用。而大规模天线阵列技术改变了原有的技术，在竖直方向也能进行作用。

使用大规模天线阵列时，多天线阵列的大部分发射能量聚集在一个很窄的区域。这就意味着，使用的天线越多，波束宽度越窄，可以大大减少周边的干扰，而且可以生成高增益、可调节的赋形波束，从而能够明显改善信号覆盖的范围（如图 2-5 所示）。

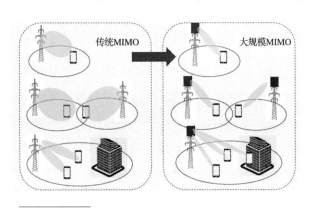

图 2-5　传统天线阵列到大规模天线阵列

（3）D2D（Device-to-Device）技术

顾名思义，D2D 是一种终端直接和终端进行通信的技术，不需要通过基站转发信号（如图 2-6 所示）。未来智能化设备越来越多，使用传统方式，即利用基站作为媒介进行传输已经不能满足业务需要。D2D 的出现减轻了基站的负担，在无线设备损坏或覆盖盲区，D2D 实现了两台设备直接通信的能力。D2D 技术使每个节点都具有接收和发送信息的能力，这种直接进行通信的能力使其具备高质量、高速率、低功耗、低时延等特点，大大提升了网络的可靠性。

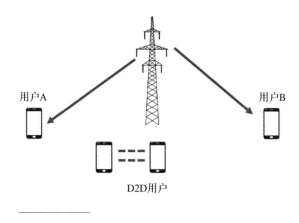

图 2-6　D2D 技术图示

（4）自组织网络（SON，Self-Organized Network）

在传统的网络布局中，一般使用人工的方式来完成部署、运维的工作，这极大地增加了网络运营的成本，还达不到理想的效果。在 5G 极多网络节点的背景下，依靠人工来完成日常的运维是不可想象的。因此，自组织网络成为 5G 发展的一项关键技术。自组织网络具有一系列的自主智能功能，比如自我配置、自我规划、自我优化、自我修复等，可以自适应网络的变化，动态调整，使网络达到最佳（见图 2-7）。在网络拓扑变动和链路断开的情况下，SON 技术的自动愈合和自动组织特性增强了移动

Adhoc 网络的健壮性。SON 技术也能够保证优化带宽使用效率，其多跳路由技术扩展了 Adhoc 和网络的覆盖范围。基于 IP 层的 SON 技术，支持多种无线和有线接口。SON 技术将智能和自动化引入到移动通信网络中，使得运营商在运营复杂网络的同时能够以最低、最优化的资源给终端用户提供最优的网络性能和业务体验。SON 技术避免了大量重复性的人工劳动，简化了流程，从配置、优化、恢复三个角度提升运维的效率，进而提升整个网络的业务体验。

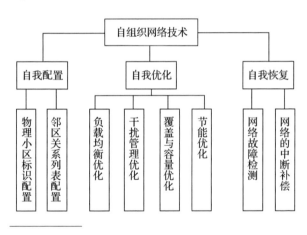

图 2-7 自组织网络技术功能

目前，自组织网络有集中式、分布式和混合式三种网络架构。自组织网络解决了网络部署阶段繁杂的问题，实现自动配置，具备成本低、节点安装简便的特点。在维护阶段，也做到了自动诊治的效果，提升了网络质量，降低了运维的工作量和成本。

（5） 内容分发网络 （CDN，Content Distribution Network）

当信息的传输速率有了大幅度提高后，如果任由其图像、音视频等业务量急剧增长，将会对用户的体验带来极差的感受。降低用户在访问时产生的时延成为一个重要的问题，除了增大带宽以外，CDN 也成为其中一项重要的方法技术。CDN 是指内容分发网络，也称为内容传送网络，这个概念始于 1996 年，是美国麻省理工学院的一个研究小组为改善互联网的服务质量而提出的。为了能在传统 IP 网上发布丰富的宽带媒体内容，他们提出在现有互联网基础上建立一个内容分发平台专门为网站提供服务，并于 1999 年成立了专门的 CDN 服务公司，为 Yahoo 提供专业服务。由于 CDN 是为加快网络访问速度而被优化的网络覆盖层，因此被形象地称为 "网络加速器"。它依靠部署在各地的边缘服务器，通过中心平台的负载均衡、内容分发、调度等模块，使用户就近获取所需内容，提升整体分发效率，降低网络延时、节省带宽资源 （如图 2－8 所示）。

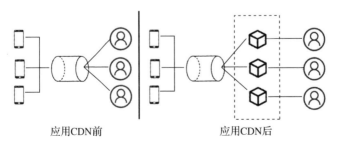

应用CDN前　　　　　　　　应用CDN后

图 2－8　应用 CDN 前后变化

简单地说，CDN 是将用户的访问引入到较近的代理服务器上，使用户端能高速地获取信息，使服务器端有效地避免网络拥堵的情况。除了速度之外，未来 5G 在其他方面的应用使得数据的质量成为关键，CDN 技术的优势使其成为重要的一环。

（6）软件定义网络（SDN，Software-defined Networking）

SDN 是为解决传统因特网架构复杂度高的问题而提出的。在现在的无线网络架构中缺少中心式的控制器，这样一来，会造成各个厂商的设备需要通过设置众多配置参数的尴尬局面，要通过复杂的控制协议完成冗长的配置过程。不仅如此，后续的网络管理也很复杂。因此，将 SDN 技术引入无线网络，是无线网络发展的重要方向（如图 2-9 所示）。

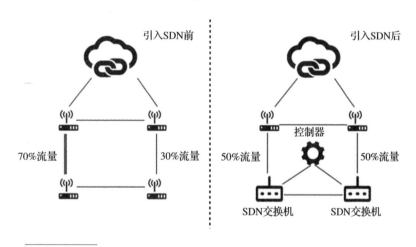

图 2-9　引入 SDN 技术实现流量均衡

通过 SDN 技术，可以消除大量的手动配置过程，简化管理流程。SDN 技术并不会使网络的传输速度变得更快，但可以优化网络的管理，降低运营成本。

(7) 移动边缘计算技术（MEC，Mobile Edge Computing）

MEC 可利用无线接入网络就近提供用户所需服务和云端计算功能，而创造出一个具备高性能、低延迟与高带宽的电信级服务环境，加速网络中各项内容、服务及应用的快速下载，让消费者享有不间断的高质量网络体验（见图 2-10）。

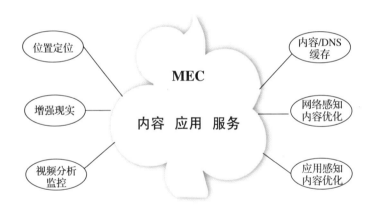

图 2-10 移动边缘计算应用场景汇总

总的来说，MEC 就是将移动核心网络部分功能下沉，将核心网的网关功能以及第三方应用和内容一同部署在接入侧边缘，以方便实现：

1）降低业务时延，提升用户体验：在 LTE 部署以后，空口吞吐率大幅提升，但在时延上的优化还是非常不足，网络测试表明，LTE 可以将空口吞吐率提升 10 倍，而端到端时延只能优化 3 倍，其原因在于当空口效率大幅提升以后，传统的网络架构成了业务时延的瓶颈。

2）业务本地化处理，提升网络效率：随着空口的打开，网络流量越来越高，网络侧的效率问题凸现。例如，一段短视频约为 10MB，如果一个区域内有 1000 个人观看这段视频就会产生 10GB 的网络流量，而实际上内容被重复发送了 1000 遍，99.9% 的带宽被浪费了，如果这段视频能缓存在靠近接入侧边缘的节点就可以为运营商节省大量的传输，所以大流量时代的内容本地化势在必行。

3）满足行业定制：移动宽带网络越来越成为企业办公和行业营销的基础平台，越来越多的细分领域希望基于网络做行业定制。

（8）泛在网技术

泛在网是指基于个人和社会的需求，利用现有的网络技术和新的网络技术，实现人与人、人与物、物与物之间按需进行的信息获取、传递、存储、认知、决策、使用等服务，网络超强的环境感知、内容感知及其智能性，为个人和社会提供泛在的、无所不含的信息服务和应用（见图 2-11）。

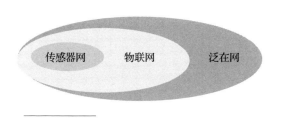

图 2-11　泛在网、物联网、传感器网的关系

(9) 虚拟化技术

虚拟化技术,通常是指计算元件在虚拟的基础上而不是真实的基础上运行。计算元件可以同时运行多个操作系统,而且每一个操作系统中都有多个程序运行,每一个操作系统都运行在一个虚拟的 CPU 或者虚拟主机上;可以在相互独立的空间内运行而互不影响,从而显著提高计算机的工作效率。

(10) VR/AR 技术

VR (Virtual Reality) 除计算机图形技术所生成的视觉感知外,还有听觉、触觉、力觉、运动等感知,甚至还包括嗅觉和味觉等。自然技能是指人的头部转动,眼睛、手势或其他人体行为动作,由计算机来处理与参与者的动作相适应的数据,并对用户的输入做出实时响应,并分别反馈到用户的五官。为了让用户体验到逼真的感觉,VR 设备需要传输 3D 图像和空间模型信息,并能够实现与虚拟环境互动。

AR (Augmented Reality) 则是在 VR 的基础上把原本在现实

世界的一定时间空间范围内很难体验到的实体信息（视觉信息、声音、味道、触觉等），通过 5G、计算机、边缘计算等前沿技术，模拟仿真后将虚拟的信息叠加到真实世界，被人类感官所感知，从而达到超越现实的感官体验。

（11）网络切片技术

网络切片可为不同垂直行业、不同客户、不同业务，提供相互隔离、功能可定制的网络服务，是一个提供特定网络能力的、端到端的逻辑专用网络。一个网络切片实例是由网络功能和所需的物理/虚拟资源的集合，具体可包括接入网、核心网、传输承载网及应用。网络切片基于传统的专有硬件构建，也是基于 NFV/SDN 的通用基础设施构建。

（12）区块链技术

区块链是一种分布式记账系统，它通过全网共同验证交易、维护数据库的方式实现去中心化的目的。区块链技术基于密码学和分布式数据库等技术，通过共识算法和密码函数解决现实场景中的信任问题，其具有去中心、去信任、数据透明且不可篡改等特点。

（13）大数据技术

大数据技术支持基于传感网络的物联网应用架构；支持各类医疗终端设备的数据采集和利用；支持 MapReduce、Spark、Tez 等大数据分布式计算框架，其中区块链技术作为底层数据，可以对底层数据进行加密，实现了医疗病患隐私数据的安全可靠传输；具备多种算法库，具备大数据存储访问及分布式计算任务调度等功能，因此大量的业务得以在临床医学中展开，为患者提供以数字化为特征的、智能化与个性化相结合的诊疗服务，涉及预防、诊断、治疗和护理的健康管理全过程。

（14）云计算与相关技术

云计算指的是通过网络"云"将巨大的数据计算处理程序分解成无数个小程序，然后通过多部服务器组成的系统进行处理和分析这些小程序得到结果并返回给用户。分布式计算是在一个松散或严格约束条件下使用一个硬件和软件系统处理任务，这个系统包含多个处理器单元或存储单元、多个并发的过程、多个程序。一个程序被分成多个部分，同时在通过网络连接起来的计算机上运行。分布式计算类似于并行计算，但并行计算通常用于指一个程序的多个部分同时运行于某台计算机的多个处理器上。分布式计算通常必须处理异构环境、多样化的网络连接、不可预知的网络或计算机错误。此外，云计算强调基于虚拟化等技术，在分布式的硬件环境上提供共享资源服务。

（15）人工智能技术

鉴于移动医疗发展的迫切性和重要性，人工智能技术在业务应用方面，其新技术、新能力要支持各类疾病的建模预测；要实现医学造影的病灶识别和分类；借助移动终端和可穿戴设备等，满足居民日常健康管理和慢病康复治疗的需要，支持居民开展自我健康管理；支持基于人工智能的智能分诊，诊断辅助和电子病历书写等功能。

2.4 5G + 医疗健康标准与安全

2.4.1 5G + 医疗健康标准化体系框架

根据 5G + 医疗健康架构体系和应用场景，依据我国智慧医疗健康产业生态系统中技术和产品、服务和应用等关键环节，以及贯穿于整个生态系统的安全体系建设，结合医疗健康产业发展趋势，5G + 医疗健康标准化体系框架如图 2 - 12 所示，包括"基础标准""5G + 医疗健康终端接入标准""5G + 医疗健康网络融合标准""5G + 医疗健康业务与服务标准""安全标准"五个部分。

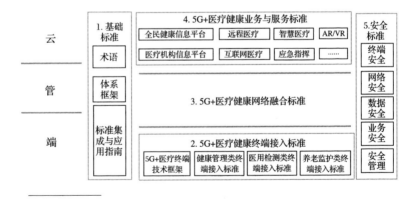

图 2 - 12　5G + 医疗健康标准化体系框架图

1. 基础标准。用于规范 5G + 医疗健康产业涉及的相关术语和概念，为其他各部分标准的制定提供支持。主要包括 5G + 医疗健康术语、体系框架、标准集成应用指南等方面的标准。

2. 5G + 医疗健康终端接入标准。用于规范医疗健康产业中 5G 医疗终端产品接入 5G 医疗网络，实现终端统一管理和数据互联互通。主要包括 5G 医疗终端技术框架、健康管理类终端接入标准、医用检测类终端接入标准、养老监护类终端接入标准。

3. 5G + 医疗健康网络融合标准。用于规范 5G + 医疗健康融合网络的技术要求、通信质量和测试方法等。

4. 5G + 医疗健康业务与服务标准。用于规范医疗健康产业平台及应用与 5G 网络的互操作接口。包括全民健康信息平台、医疗机构信息平台、远程医疗、互联网医疗、智慧医疗、应急指挥系统、AR/VR 等平台与各类系统与 5G 网络的数据接口、信息交互模式、互联互通指标和测试方法等。

5. 安全标准。用于指导实现医疗健康产业的安全监管、服务安全、信息安全和系统安全。主要包括终端安全、网络安全、数据安全、业务安全和安全管理等方面的标准。

2.4.2 5G + 医疗健康标准组织

(1) 国际标准化组织 (ISO)

国际标准化组织（ISO）是一个全球性的非政府组织，是国际标准化领域中一个十分重要的组织，也是制定全世界工商业国

际标准的建立机构。ISO 在 1998 年成立健康信息学技术委员会
（Technical Committee 215，简称 TC215），主要负责健康信息与通
信技术领域的标准化，促进相关健康信息系统、设施和健康信息
共享技术手段的互相兼容和互相操作，使健康信息或数据达到兼
容和一致，尽力减少不必要的冗余，减少重复建设，以推动健康
信息的数字化、网络化和全球共享。

（2）国际电信联盟（ITU）

国际电信联盟（ITU）是主管信息通信技术事务的联合国机
构，负责分配和管理全球无线电频谱与卫星轨道资源，制定全球
电信标准，向发展中国家提供电信援助，促进全球电信发展。
ITU 的宗旨是保持和发展国际合作，促进各种电信业务的研发和
合理使用；促使电信设施的更新和最有效的利用，提高电信服务
的效率，增加利用率和尽可能达到大众化、普遍化；协调各国工
作，达到共同目的。ITU 因标准制定工作而享有盛名。ITU 在智
慧医疗健康相关领域也制定了很多标准，具体涉及电子卫生系统
设计、电子卫生数据格式、远程医疗通用电信协议、医疗物联网
性能评估框架等方面。

（3）电气和电子工程师协会（IEEE）

电气和电子工程师学会（IEEE）是国际性电子技术与信息科
学工程师协会，同时也非常重视标准的制定工作。IEEE 专门设
有 IEEE 标准协会（IEEE-SA），负责标准化工作。IEEE 标准协会

是世界领先的标准制定机构，其标准制定内容涵盖信息技术、通信、电力和能源等多个领域。目前，IEEE 标准协会已经和多个国际标准组织建立了战略合作关系，其中包括国际电工委员会（IEC），国际标准化组织（ISO）以及国际电信同盟（ITU）等。为解决医疗健康可穿戴设备和信息系统的兼容性问题，IEEE 制定了 11073 系列标准，详细统一了可穿戴设备和信息系统直接的数据交互规范，包括健康数据的组织形式、传输规范等。

（4）Health Level Seven 组织（HL7）

Health Level Seven 组织（HL7）是标准化的卫生信息传输协议，也是医疗领域不同应用之间电子传输的协议。HL7 汇集了不同厂商用来设计应用软件之间接口的标准格式，它将允许各个医疗机构在异构系统之间，进行数据交互。HL7 的宗旨是开发和研制医院数据信息传输协议和标准，规范临床医学和管理信息格式，降低医院信息系统互连的成本，提高医院信息系统之间数据信息共享的程度。

（5）中国通信标准化协会（CCSA）

中国通信标准化协会（CCSA）是由中国的企业和事业单位组成的，开展通信技术领域标准化活动的非营利性法人社会团体。协会的主要任务是为了更好地开展通信标准研究工作，把通信运营企业、制造企业、研究单位、大学等关心标准的企事业单位组织起来，按照公平、公正、公开的原则制定标准，进行标准的协调把关，把高技术、高水平、高质量的标准推荐给政府，把具有我国自主知识产权的标准推向世界。CCSA 与 ISO、IEEE、康体佳健康联盟、PCHA 等国际标准化组织密切合作，推动了国内 5G + 智慧医疗健康设备标准的制定。

(6) 中国卫生信息与健康医疗大数据学会（CHIBDA）

中国卫生信息与健康医疗大数据学会（CHIBDA）是国家卫生健康委员会主管的国家一级学会。学会宗旨是团结全国广大卫生计生统计、信息化建设及健康医疗大数据工作者，贯彻国家卫生与健康工作方针、政策和规划，围绕卫生与健康事业发展要求，以卫生健康统计，信息化建设及健康医疗大数据工作的研究、开发、应用、实践为重点，促进卫生统计、信息化建设及健康医疗大数据工作水平的提高。中国卫生信息与健康医疗大数据学会卫生信息标准化专业委员会是跨部门、跨行业开展卫生信息标准化相关活动的专业性、全国性学术团体，是中国卫生信息与健康医疗大数据学会下属的二级学会，由从事卫生信息标准及相关领域工作的单位和个人自愿结成，主要负责推动 5G + 远程医疗系统、智慧医院等卫生行业标准的制定。

2.4.3　5G + 医疗健康行业的安全需求

综合考虑 5G + 医疗健康架构体系及现有的医疗健康场景，5G + 医疗健康行业的安全需求主要包括用户接入与认证安全需求、网络安全需求、业务系统安全防护需求和数据安全需求等。

（1） 用户接入与认证安全需求

针对移动医疗场景，医务工作人员、医疗终端需要通过无线方式接入。无线接入需要实现的目标包括：

1） 移动终端可远程接入；

2） 仅有指定的终端能接入到医疗业务平台；

3） 医疗终端可以在接入后访问本地医疗业务平台或医疗协同平台。

针对上述的业务场景与目标，安全方面的需求包括：

1） 用户不能被冒用；

2） 用户不接入到虚假网络；

3） 仅有指定的用户可以访问本地医疗业务平台、医疗协作平台；

4） 用户在接入过程中的数据不被窃取、篡改。

同时，医生工作站、医疗设备终端的终端安全也需要进行保障。

（2） 网络安全需求

网络安全的需求主要包括对网络安全的隔离与网络数据传输的安全保护。

网络安全隔离要求保障本行业的系统在安全级别高的环境下运行，避免来自互联网、移动通信其他网络的访问或攻击。

网络中对数据的传输需要提供加密、完整性防护等安全措施。

网络日志审计，增加数据安全防护，如部署沙箱、蜜罐等服务器。

（3）业务系统安全防护需求

业务系统安全防护的主要需求包括：平台自身安全、业务攻击防范、平台与业务系统的扫描与防护能力、业务安全基础设施等。

具体包括：

1）防止基于互联网的攻击：防止攻击者基于互联网入侵后，发起对业务系统的攻击。

2）防止来自其他设备、系统的攻击：防止攻击者通过认证终端设备或系统作为跳板机，对内部服务器进行攻击。

3）构建安全基础设施防护能力：包含 CA（Certificate Authority）、密钥管理等安全基础设施的防护能力。

4）主机的安全扫描与监控：基于运营商的网络主机漏洞扫描与异常监控能力，为垂直行业提供安全扫描与监控服务。

（4）数据安全需求

数据安全需求包括：仅指定用户可访问业务系统，防止业务系统数据泄露。

1）数据隔离：基于物理隔离、逻辑隔离等不同手段满足不同安全级别的要求，具体包括业务与办公流量完全隔离，不同业务间的数据隔离。

2）数据传输加密：采用 MD5、RSA、区块链等加密方式，确保数据传输安全。

2.4.4　5G+医疗健康网络安全解决方案

（1）5G 网络安全新特性

5G 网络不仅继承了被验证有效的 4G 安全特性，还对部分安全特性进行了增强，此外，还针对更多业务场景的需求扩展了安全能力。

1. 更全面的数据安全保护

在机密性保护的密码算法方面，5G 沿用了 4G 所采用的 AES（Advanced Encryption Standard）、SNOW 3G、ZUC 等算法，这些算法已被业界证明非常安全。密钥长度为 128 位。为了应对将来可能出现的量子计算对对称密钥体系的影响，5G 系统对 256 位密钥的支持也在研究之中。

5G 安全对用户数据的完整性保护要求更严格。在 5G 之前，通信系统对网络信令进行完整性保护，避免被恶意篡改；5G 进一步增强了完整性保护的要求，除信令外，对用户面数据也可进行完整性保护，可根据应用需要开启，确保用户数据在空中接口传输时不会被恶意篡改。

2. 更丰富的认证机制支持

4G 网络的 AKA（Authentication and Key Agreement）认证机

制具备很高的安全性。5G 网络认证一方面继承了 AKA 框架，并在机制和能力上进行了增强，称为 5G - AKA；另一方面，引入了 EAP（Extensible Authentication Protocol）认证框架，将 EAP - AKA' 作为 5G 网络的基本认证方法予以支持。

首先，5G - AKA 增强了归属网络对认证的控制。不仅提供对用户的认证，还提供对拜访网络的认证，防止拜访网络虚报用户漫游状态，产生恶意扣费等情况。

其次，5G 认证机制提供了对 EAP 认证框架的支持。5G 为垂直行业的信息化应用提供服务，而这些应用通常已经存在一些认证方式和认证基础设施。因此，5G 在支持这些应用场景时，既需要兼容垂直行业应用已有的认证机制，又需要具备良好的扩展性。5G EAP 认证框架既可运行在数据链路层上（即 3GPP 所谓的 non-IP），也可以运行于 TCP 或 UDP 协议之上；可支持多种认证协议，如 EAP - PSK、EAP - TLS、EAP - AKA、EAP - AKA' 等；可支持垂直行业的多种已有应用，并可扩展适配垂直行业应用所需的新认证能力。

3. 更严密的用户隐私保护

在 2G 至 4G 网络中，网络和终端通常使用临时分配的用户标识（TMSI，Temporary Mobile Subscriber Identity）交互，以避免用户的永久标识（IMSI，International Mobile Subscriber Identity）被攻击者窃取。但在终端初始接入网络、临时标识和永久标识不同步时，网络会请求终端发送永久标识到网络进行认证，永久标识会短暂地出现在无线信道上。攻击者可使用 IMSI catcher 等工具获取用户标识，并进一步攻击或追踪用户。

5G 网络利用用户卡上存储的归属运营商的公钥对用户的永久标识加密，不再在空口上明文传输用户的永久标识，从而有效保护用户的隐私。为抵御中间人攻击，归属运营商的公钥在发卡阶段直接预置在用户卡内，而不是通过网络下发进行更新。

4．更灵活的网间信息保护

随着全球通信网的发展，运营商之间的网络互联互通日渐复杂，5G 为保护互联互通信息的机密性和完整性在网络中新增了安全边界保护代理设备 SEPP（Security Edge Protection Proxy）。SEPP 设备在运营商之间建立 TLS 安全传输通道，参与互联互通的运营商以及协助互联互通的中转商之间可以基于共同认同的安全策略，对传输的信息中需要进行保护的字段进行机密性和完整性保护，有效防止数据在传输过程中被篡改和窃听。

（2）5G 组网安全

数据在传输时，需要通过部署在不同位置的各种通信网络网元，如靠近用户的基站，集中部署的核心网网元，以及业务平台等。这些设备的部署环境不同，受到的保护也不相同，所以各自的安全等级也并不一致。为了防止不同防护水平下设备带来的安全风险扩散，5G 通过划分不同的安全域来实现安全风险的限制和隔离。

根据不同的安全需求以及与外部网元之间的关系，将 5G 网络分为以下安全域：无线接入安全域、核心网安全域、互联网安全域、网管安全域、计费安全域，5G 网络安全域划分如图 2－13 和图 2－14 所示。其中，网管安全域和计费安全域对垂直行业通信并无直接影响，因此相关安全要求不在此处展开。

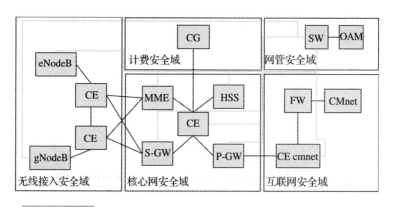

图 2－13　5G NSA 网络安全域

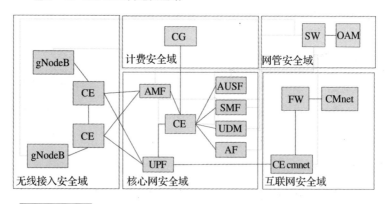

图 2－14　5G SA 网络安全域

在网络中，网络运营商也会根据不同的安全风险、威胁程度来确定安全要求，根据网络域边界划分，威胁程度以及访问控制策略复杂性等来设置防火墙。

（3）用户接入与认证安全解决方案

医疗终端将与核心网进行双向认证，从而防止伪基站对终端的攻击；核心网将拒绝使用弱安全级别 SIM 卡的医疗终端。终端和基站之间、终端和核心网之间对信令进行强制完整性保护，以及可选的加密保护，对用户数据提供分场景的完整性保护和可选的加密保护。终端、基站和核心网均支持 ZUC、AES、SNOW 3G 算法以及算法协商功能。

这些安全机制保证了用户能够正常接入通信网络通信，防止非法接入、伪造、窃听用户数据，篡改用户连接状态。

（4）网络安全防护

1. 无线接入安全

无线接入安全域的信令和业务数据需限制在网元设备的接口之间通信，这些接口主要包括基站与核心网之间以及基站与基站之间的专用接口，以及基站设备的网管接口。基站设备的专用接口和网管接口采用独立的物理端口，同时无线接入网 CE 支持 VLAN 配置，支持各个接口 VLAN 隔离。

基站设备采用密闭环境部署，与外界物理隔离，组网方面采用 PTN 专网作为承载网，实现域间的隔离。

2. 核心网安全

核心网网元位于运营商机房内部，与外界物理隔离，通过物理方式提供防护。核心网安全域组网方面采用基于 MPLS VPN 的 IP 专用承载网，核心网 CE 支持 VPN 配置和划分，将核心网元设备之间不同的业务接口划分在不同的 VPN，实现信令和数据的隔离。

不同机房间的核心网网元采用基于 MPLS VPN 的 CMNET 隧道作为承载，实现域间的隔离。

3. 互联网（CMNET）安全

互联网安全域在 SGi 接口处设置防火墙，隔离核心网与 CMNET。在互联网等外部流量进入核心网之前进行检查和过滤，并且采取针对性保护措施检测和防止攻击者从 CMNET 发起的攻击。

互联网安全域面临大量外部攻击，对于互联网安全域的防护，将采用状态防火墙，配置包过滤机制，从而对进入核心网的数据进行过滤。配置针对典型攻击的安全策略，如防范典型 DoS 攻击策略。同时采用路由隔离技术，在 5G 核心网与出口路由器之间的设备上使用静态路由，或者使用动态路由并以在出口路由器上划分不同路由区域的方式实现对内网的保护。

（5）业务安全解决方案

1. 独立的业务传输通道（APN）

5G 网络运营商核心网 APN 可分为通用 APN（如 CMWAP、CMNET 和 IMS）、全网行业应用 APN 以及区域性 APN（各省根据业务发展需求设置的 APN）。

因此，面向垂直行业业务，可以设置区域性 APN，通过虚拟安全通道保障业务数据的安全传输。

2. 业务平台安全连接

5G 网络与其他 ISP 或企业内部网连接时，可以采用 VPN 隧道或专线连接。

1）采用 VPN 隧道连接时，P－GW 与 CMNET 省网节点或城域网节点相连，使用 CMNET 省网分配的 IP 地址，如图 2－15 所示。

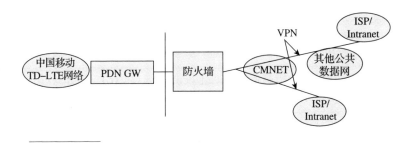

图 2－15　VPN 连接

2）采用专线连接时，P－GW 使用网络运营商分配的 IP 地址，也可使用其他 ISP 或企业分配的 IP 地址，如图 2－16 所示.

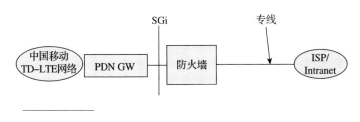

图 2－16　专线连接

因此，面向垂直行业项目业务，可以使用 VPN 隧道或者专线方式，实现 5G 网络到医疗协同平台的业务数据安全传输。

（6）数据安全解决方案

5G 网络和服务提供数据传输加密，加密方式既可基于 5G 的 IPSec 进行，也可基于业务层的加密，二者相互独立。采用切片机制，基于切片之间的安全隔离机制可有效保障行业切片的安全性，可采用物理隔离、逻辑隔离等不同手段满足不同安全级别的要求，具体包括：业务与办公流量完全隔离；不同业务间的数据隔离。

可通过网络运营商自有的数据安全管控能力与产品，整合所有上层应用对大数据中心访问通道，成为唯一对外开放的访问入口；通过集中认证、细粒度分级授权、日志审计、敏感数据保护以及应用行为监控等功能，实现对大数据的可视可管可控。

（7）基于切片的医疗行业安全解决方案

5G 网络切片提供了一种专用弹性网络机制，可以为医疗等垂直行业提供服务。切片技术从源头上实现了不同切片在核心网的设备组网隔离、数据分流、转发机制，为运营商在切片中根据医疗行业用户和业务需要引入个性化的安全服务提供了条件。基于切片技术的医疗行业安全解决方案如图 2-17 所示。

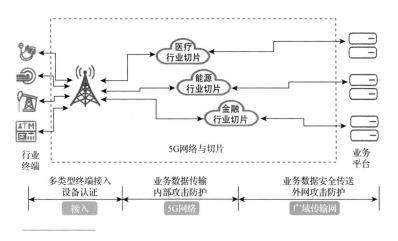

图 2-17　基于切片的医疗行业安全解决方案示意图

(8) 基于 MEC 的安全解决方案

基于 MEC 的医疗行业安全解决方案如图 2-18 所示。为了确保医疗机构业务数据的安全性，基于 5G 技术的医疗行业系统采用入驻式的业务方式，在医疗机构驻地部署独立 MEC 边缘计算节点，为医疗业务提供专用服务。为 MEC 边缘计算节点提供接入服务的 UPF 网元节点采用下沉、入驻式部署，医疗专用 MEC 通过 UPF 网元接入 5G 核心网络，允许医疗机构本地终端设备通过 5G 网络接入。

为了提高 5G 信号的覆盖水平，医疗机构需提供专用的 5G 网络接入设备，解决方案可在医疗机构驻地部署 5G gNB 基站单元，专门用于 MEC 节点的接入（见图 2-18）。

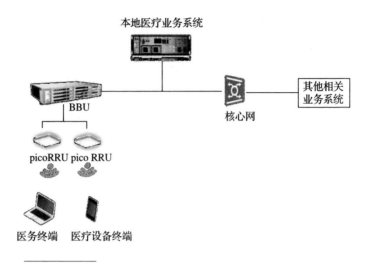

图 2 - 18　基于 MEC 的医疗行业安全解决方案系统示意图

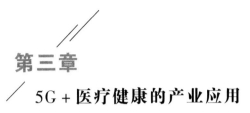

第三章
5G+医疗健康的产业应用

医疗健康产业是5G商业应用的重要领域。5G与大数据、互联网+、人工智能、区块链等前沿技术在医疗健康领域的应用，将对推进深化医药卫生体制改革、加快"健康中国"建设和推动医疗健康产业发展起到重要的支撑作用。当前，我国5G+医疗健康产业应用尚处于起步阶段，在顶层架构、系统设计和落地模式上还需要不断完善，但是5G医疗健康已在远程B超、应急救援、远程查房、远程B超、远程手术等众多场景中进行了探索，为5G在医疗健康产业应用积累了诸多宝贵经验。

3.1 5G技术在医疗健康领域的应用

5G具有强大的数据传输和连接能力，能够有效满足现有医疗信息传输的需求，为跨领域、全方位、多层次的产业深度融合提供基础设施。国家积极推进 5G、人工智能、大数据等现代信息技术与医疗健康行业深度融合，积极探索 5G + 医疗健康行业的应用场景，以充分释放数字化应用对经济社会发展的放大、叠加、倍增作用。5G 技术在医疗健康领域的应用场景如图 3 - 1 所示。

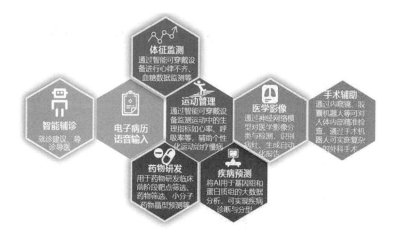

图 3 - 1　5G + 医疗健康行业的应用场景

相比其他行业，医疗健康行业较早迈向 5G 时代，先后完成了"首个 5G 医疗实验网""首家 5G 智慧医疗示范单位""首例基于 5G 的远程人体手术"等示范应用。5G 与医疗行业的结合由于受场景决定，目前主要是以 5G 通信设备商、移动运营商和地方龙头医院为载体进行试点。

按照医疗健康服务的业务特征与场景需求，5G 在医疗健康领域的应用场景可分为三类：一是基于医疗设备数据无线采集的医疗监测与护理类应用，主要包括基于 5G 技术的无线监护、无线输液、患者实时位置采集与监测、健康管理等；二是基于视频与图像交互的医疗诊断与指导类应用，主要包括实时调阅患者影像诊断信息的移动查房、采用医疗服务机器人的远程查房、远程实时会诊、应急救援指导、远程教育、无线手术示教和专科诊断等；三是基于智能设备的远程操控类应用，主要包括远程机器人超声检查、远程机器人内窥镜检查和远程机器人手术等。

这三类应用场景对网络的带宽和时延要求各有不同，具体要求如图 3 - 2 所示：

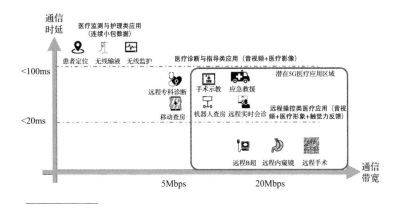

图 3 - 2　不同应用场景对网络带宽和时延的需求

3.1.1　5G 在医疗监测与护理领域的应用

（1）无线监护

随着生物医学传感器的小型化，信息处理和 5G 数据传输技术的快速发展和普及，无线监护成为医疗监测的研究热点。无线监护是利用无线通信技术辅助医疗监护的简称。无线监护常用于以下对象：

1）术后患者。术后患者早期下床活动，可以帮助患者康复，预防多种术后并发症，但术后病情变化风险大，医护人员需要持续对患者的生命体征进行监护；

2）重症患者。重症患者多在医院 ICU 病房接受诊疗，家属无法进入病房，医生不能实时在患者旁边陪护，需对患者体征进行实时监护，以便患者出现生命体征异常时能够及时发出警报；

3）突发性疾病患者。如心脏病患者，因患者正常活动状态下也存在院外突然发病的风险，迫切需要生命体征监护（见图3-3）。针对以上患者，医院可采用无线可穿戴监护方式，实现无活动束缚的持续患者监护。

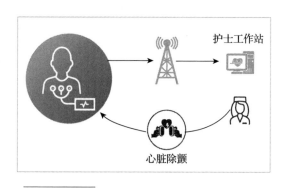

图3-3　无线监护示意图

可穿戴监护设备在使用过程中可持续上报患者位置和生命体征信息，边缘云可对采集数据进行实时处理和计算，异常告警信息可通知到患者家属或医务人员。患者位置信息为坐标信息（十几个字节大小），每1～2秒传输一次。生命体征信息由心电、呼吸和血氧等生理信号采样波形、参数值和报警信息组成。以心电为例，需传输采样波形、心率参数值和心律失常报警信息，其通信速率约为200Kbps。患者生命体征和危机报警信息传输上报的及时性决定了患者救治的效率，因此需要可靠性高、时延低的网络支持，5G网络可有效满足这些需求。

利用5G技术进行无线监护具有以下优点：

1）无须敷设通信电缆，减少监护设备与医疗传感器之间的连线；

2）通讯组网方式灵活，自组网、自愈合；

3）监测方便，可监控和采集范围大；

4）数据传输效率高，实时监护效果好；

5）灵活性和扩展性好。在医院病房建立无线医疗监测网络，被监护的病人将能够拥有更多的自由活动空间，医生除能获得较准确的医疗监测数据外，还能在病床上完成很多项目测试，极大地方便病人就诊和医生的远程监护。同时，无线监护将使医院服务网络化、精细化，并提高医院信息管理水平和医生工作效率。其高度灵活性和扩展性可以让心脑血管患者在居家或户外活动时，无感知享有5G医疗监护服务，必要时可连线远程医生进行健康咨询。

（2）无线输液

医院门急诊输液室的患者来自各个专科，病种多、用药种类繁杂，同时病人流动性大，输液治疗时间分布不均，输液室的工作量在不断递增，护理人力配置相对不足，护士长期处于超负荷工作状态。同时，患者缺乏医学知识，治疗依从性较差，如擅自调快滴速，易出现不适或不良反应。传统输液护士需一人完成接诊、登记、健康教育、配药、穿刺等工作流程，做到环环查对，不仅压力大，且出错率高。无线输液可显著提升护士的工作效率，降低护理失误风险，减少陪护成本和医患纠纷，提高护理综合管理能力，具有广泛的市场前景。

无线智能输液系统（见图 3 - 4）结合 5G、条码识别和传感器技术，实现药物识别、处方校验、输液速度监测、输液总量显示、输液完成报警等功能，可同时监测多名患者。利用无线输液监控器对临床静脉输液的滴速进行实时监测，5G 网络下的手持移动终端或电脑屏幕将实时显示并保存患者输液信息，使得护士站的医护人员可实时掌握输液进度，当患者输液结束或输液速度异常时，警报信息将及时传输到护士工作站并高亮显示。

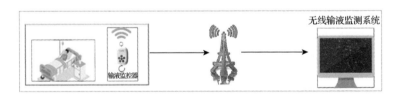

图 3 - 4　无线智能输液系统示意图

基于 5G 技术的无线输液具有以下优势：

1）护理人员借助该移动输液系统核对患者身份、药物条码等，防止药品的误用、错用；

2）以条码确认患者信息，既保证了医院输液位置安排和秩序，又协助护士及时准确地寻找病人；

3）护士的执行操作信息会同步记录在系统中，管理者可以查询每位护士的执行病人数量、扫描次数与差错记录等信息，以考核护士的工作量及质量，有利于医院的统一闭环管理；

4）护理人员能够第一时间了解患者需求，解决问题的同时提升了患者满意度。

总体说来，无线输液系统有利于确保病人输液安全，改善输液室的嘈杂环境，减轻护士的工作压力，减少医患矛盾，创建了一个高标准、高质量的新型输液护理服务新模式。

(3) 患者定位管理

患者走失属于重大护理不良事件，一方面患者离开病区造成治疗延误致使病情加重，还可能造成疾病传播，甚至遇到意外危险危及生命；另一方面医院需花费大量的时间和人力搜寻患者，增加额外的工作量，甚至承担赔偿责任。日常工作中，医护人员需要定期巡视病房查看患者住院情况，当发现患者未经批准离开病区时，要启动应急程序，立即联系家属，查看监控，请求安保人员在全院区范围搜寻。如果确认患者走失还要报警，请求警方帮助。传统医疗模式下，医院对患者位置的信息无法定位，管理难度大。无线定位管理有助于保障患者安全，减少患者意外发生，确保医患之间的良好沟通。

　　5G 患者定位管理系统通过让患者佩戴可穿戴设备，实现医护人员远程查看患者的实时位置，节省定期巡视的工作量，在病人出现突发状况时也可以获得及时抢救治疗。通过 5G 网络传输患者定位坐标信息，并由护士工作站监视大屏上显示位置正常或异常状态信息。当患者离开医院病区、院区或到院外活动时，将触发告警信息，支持护士在电子地图上实时查看患者位置（见图 3 – 5）。对于意识不清、精神病和传染病患者等，医院可设置监控患者活动范围，当检测到患者活动超出预设活动区域时（比如在病区出口外 5 ~ 10 米设置界线），将触发报警。

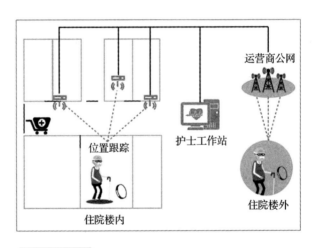

图 3 – 5　患者定位管理示意图

　　基于 5G 的患者定位管理便于医护人员实时掌握患者行踪，防止患者丢失事件发生，为医院进行便捷的患者管理提供了重要支持。

（4）健康管理

健康管理是以预防和控制疾病发生与发展，降低医疗费用，提高生命质量为目的，针对个体及群体生活方式相关的健康危险因素，通过系统的检测、评估、干预等手段持续对之加以改善的过程和方法，其宗旨是调动个人及集体的积极性，有效地利用有限的资源来达到最大的健康效果（如图3-6所示）。

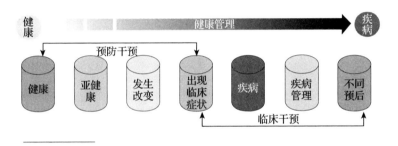

图3-6　健康管理全流程

世界及中国的慢性病威胁和医疗负担加重是当前健康管理"热潮"的直接原因。有数据显示，美国有70%的人享有健康管理服务，而中国享有这项服务的人群不足0.1%。可以预见中国健康管理服务市场需求潜力巨大，但我国健康管理产业起步晚，尚处在初级阶段，存在服务形式单一、手段落后、技术研究滞后、运营模式不规范、创新服务系统不健全等突出问题。

健康管理服务将与通信、信息和医疗等技术有机结合，借助5G网络定制开发集健康检测、健康评估、健康咨询及健康改善于一身的健康管理产品。系统通过大数据和人工智能技术，医生可实时对居民健康信息进行数据分析和健康评估，根据评估的结果给予提醒、建议，并建立健康电子档案，保险公司可依据健康档案实现动态定价并为用户提供个性化、长期化的健康管理服务，从而达到双赢的目标。5G 健康管理将是我国加强健康管理，抓预防，治未病，提高国民健康水平，实现人人享有健康战略目标的发展方向。远程健康管理方案架构如图 3－7 所示。

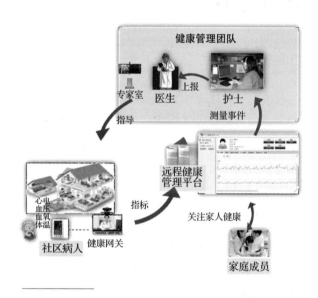

图 3－7　远程健康管理方案架构

随着当前慢性病的扩展和职业病的增多，居民健康意识逐渐增强，加之城市经济的快速发展，生活水平的不断提高，健康管理有望成为继 IT 产业之后又一新兴的高速发展产业。健康管理产业也将成为带动和促进其他相关产业（如保险业、IT 业、医疗服务业等）发展的生力军和催化剂。

3.1.2　5G 在医疗诊断与指导领域的应用

（1）移动查房

移动查房采用无线通信技术、智能识别技术和数据融合技术进行构建。系统采用独立的业务服务器和数据服务器，支持任意数量和移动终端扩展；台式工作站和业务服务器可接入医院现有无线网络，并能够与现有医院信息系统实施交互数据（见图 3 - 8）。

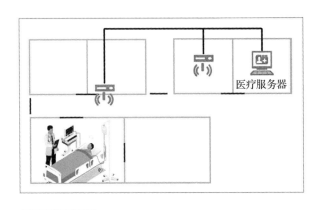

图 3 - 8　移动查房示意图

以 5G 网络为依托的移动查房，医生不用被束缚在固定的区域，可方便自如地在任何地点调阅病历、查看化验报告、检查影像，利用各种移动终端通过云边协同系统完成医嘱下达、检查申请等诊疗决策，临床决策和查房将会具有更高的效率和质量。5G

移动查房系统的采用，将医生工作前移到床旁，进而使医生的时间及智慧更多地惠及病人。同时，护士也可通过 5G 移动查房系统实时查询病人的处方信息、用药记录、体温、血压、历史检测数据，以及新入病人通知，实时录入病人用药记录和例行检查情况，提高护理质量和效率，缓解医患关系。

基于 5G 网络的移动查房应用具有以下优势：

1）实现移动查房终端设备的数据库与整个病房管理数据库的数据同步，方便医护人员现场快速查阅用药、治疗知识，及时准确查阅患者的所有治疗方案，随时随地掌握病患情况，并且在智能提醒的辅助下下达更好的医疗治疗决策，缩短医生反复在病房与办公室的奔走时间，减轻工作强度，提高医疗质量。

2）移动查房系统采用条码扫描、RFID、NFC 等技术可对药品、医嘱进行核对，减少差错率，保证用药安全。

3）实现电子病历移动化，医护人员可以随时随地查看患者的电子病历，及时记录患者的治疗信息，保证诊疗信息的完整。

4）医生或护士可以借助人脸识别技术，准确识别病患，避免误操作。

5）医生可远程根据患者的实时状况，直接在手持终端上修改、下达或停止医嘱，患者病历信息及时更新，使护士第一时间接收到新医嘱，提高治疗效率。

（2）机器人查房

机器人查房是指在远端医生的操控下，通过查房机器人和患者远程视频交互实现查房的一种医疗形式（见图3－9）。机器人通常配有操纵杆和远程操控系统，方便医生远程操控，同时配有显示器和扬声器，便于医生和患者进行实时画面交流，机器人底部配有转向轮，可便捷出入病房。机器人具备多种传感器能够采集病人各种生理数据，帮助医生进行辅助判断。

5G机器人查房，医生只需要通过操纵杆或者手机，在5G网络下，控制机器人移动到病床前，自动调阅患者电子病历，再通过机器人头部的屏幕和摄像机进行人脸识别，验证无误后，与患者进行高清的视频交互。

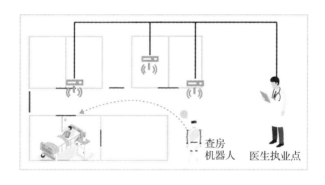

图3－9　远程机器人查房示意图

相比于传统查房方式，5G机器人远程查房主要有以下优点：

1）通过远程查房机器人，可借助人脸识别验证患者身份信息，自动调阅患者病历，降低医疗差错和事故，提升工作效率。

2）远程查房机器人具备丰富的医疗机械标准接口，医护人员可在患者床旁完成体温、血压、血糖、心电、B超、眼底镜等生理数据采集。

3）远程查房机器人集成语音识别和语音合成技术，优化医疗信息存取流程，减轻了医务人员的工作强度。

(3) 远程实时会诊

远程实时会诊是指上级医院专家会同基层医院主管医生，通过视频会议系统和数据交换平台共同针对疑难危重患者病情进行探讨，进一步完善制定精准诊疗方案的过程（如图 3–10 所示）。传统远程会诊过程中，医生能够看到患者基本信息，但若需要患者的影像检查信息、病理检查信息等生理信息，大部分情况下只能通过远程桌面共享的方式实现，此时因网络带宽不足，性能不稳定等原因，致使分辨率降低、图像不清晰的现象普遍，难以满足调阅原始病历信息的需求。

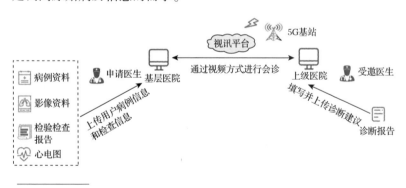

图 3–10　远程会诊方案架构示意图

5G 远程实时会诊可支持 4K 超高清视频图像、语音识别、医学影像原始图像在线浏览、双向标注等功能。医学专家通过 5G

网络在线浏览患者病历信息，语音调阅患者医学影像，动态调整不同部位灰度，实现医学原始数据本地化浏览。基层医生和专家可针对同一病历信息进行双向标注，多个页面动态无缝切换，提高远程实时会诊医疗服务效率和质量。

5G 远程实时会诊的优势有：

1）打破了时间、空间、地域上的限制，较好地解决了医疗资源分布不均造成的边远地区、农村及小城市患者缺医少药，看病难、看病贵的问题；

2）使患者足不出户就可以享受到上级医院医疗专家高水平、高质量的服务，为患者节省了医疗费用、往返就医费用，同时为患者赢得了宝贵的就诊时间；

3）基层医院通过邀请上级医院专家进行远程会诊，提高了疑难杂症疾病的救治水平，有利于将更多的患者留在基层就医，推动分级诊疗的实施。目前，我国大部分省份都开展了远程会诊业务，规模巨大，5G 技术将有力促进远程实时会诊业务高质量发展。

（4）远程应急救援

远程应急救援是指急救人员、救护车、应急指挥中心和医院之间利用远程医疗网络，通过相互沟通协作开展的医疗急救服务。在疾病急救和自然灾害救援现场，医疗人员需要紧急进行患者伤情检查，并将检查结果传输到应急指挥中心和医院；针对疑难病情患者，医院专家可通过远程视频会议系统对患者进行远程救治指导。传统远程应急救援因医疗设备集中在救护车内，单兵通信、卫星通信和4G通信模式不一，兼容性差，使用效果不理想，具有一定的局限性。

5G重构医疗急救模式，救护车变身"急救中心"。医疗人员可通过5G网络第一视角还原救护现场，人脸识别患者迅速连接数据库，找出患者历史病历档案，并支持现场医生语音开具检查单、住院证，协调院内胸痛中心、手术室、CT室等医疗资源。必要时，救护车还可以通过远程急救指挥平台连线医学专家接受指导治疗，救护车变身"急救中心"支持开展远程心电、远程超声等医学检查，数据可实时上传云端，让院内专家及时了解患者当前生命体征状态，拟定相应的治疗方案，5G技术保证救护车移动过程中信息的连续、及时传输，为重症病人争取到宝贵的抢救时间（如图3-11所示）。

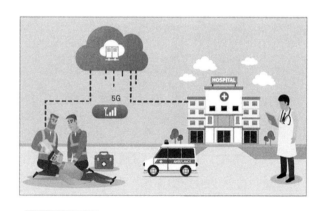

图3-11 远程应急救援示意图

基于 5G 技术的远程救援指挥具有以下优点：

1）利用 5G 网络进行救护车的实时定位和路况监测情况传输，为救护车导航最佳路线，确保救护车以最快速度到达现场，避免错过最佳救援时间。

2）针对现场医生缺乏急救知识，紧急救治水平薄弱的问题，通过 5G 实现医院专家和现场医生的连线，提高现场应急救援能力和救治效率。

3）对于危重症病人，院内专家可通过远程视频实时查看患者车上的检查检验结果，全面了解患者病情，远程指导急救医生实施科学有效的救助，提高救治效果。

（5）远程专科诊断

远程专科诊断主要包括远程影像诊断、远程心电诊断和远程病理诊断。

远程影像诊断支持从标准 DICOM3.0 接口的影像设备或 PACS 系统获取患者的影像资料并进行存储、再现以及相应的后处理、关键图标注、保存等操作，支持远程影像会诊过程中多方进行医学影像（含动态和静态）的实时交互操作。

远程心电诊断支持从数值心电图机采集心电图信息，并进行无损的数据传输、存储和再现，支持专家对心电图的判读、打印，支持报告的书写、发布。数字心电图数据可存储为 XML、DICOM 等通用数据格式，支持对不同病例及历史资料的分析、对比。

远程病理诊断采用病理数字化扫描技术，将病理切片转化成虚拟数字切片。远程诊断支持对虚拟数字切片进行缩放操作，支持对关键图的标记、保存，支持病理报告的书写、发布。病理切片扫描、病人信息上传、专家会诊、报告下载都在远程病理系统中进行操作和管理。

传统远程专科诊断系统存在高并发路由拥塞，大容量数据传输慢，医疗信息交互差等特点。5G 高速网络支持远程医疗联网医院心电、影像、病理等专科诊断数据通过网络切片实现无差错传输。同时，医院利用大数据、人工智能和云边协同技术，实现对影像数据、心电数据和病理数据的智能分析服务，为临床医生提供辅助决策服务。

（6）远程教育

传统继续医学教育目前存在基层医务工作者培训机会少，医学专家临床业务工作量大且科研任务重，医疗标本购置成本高，医学院校学习与实习课程同步难，教育质量难以保证等问题。远程继续医学教育，充分利用现代化手段，可有效丰富继续教育资源，提高继续教育的可及性、扩大覆盖面，但存在课程形式单一、受众人数少等问题。

5G + VR 虚拟课堂，将加速继续医学教育变革。5G 毫秒级的延迟可以让专家教授为远在千里之外的基层工作者或医学院学生进行 VR 教学或手术示教，并支持一次录制即时点播（见图 3-12）。例如：医学专家手术的技巧和过程通过 VR 眼镜"第一视角"让医务人员观看学习，让医务人员有机会感受手术中真实的环境，提高其参与度，增加临床经验。在 5G 网络下，继续医学教育系统可实现手术图像采集、手术转播、手术指导、手机等移动端应用等功能。

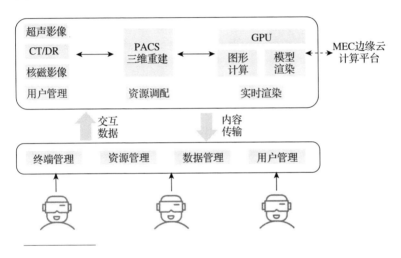

图 3 - 12　远程示教方案架构

5G 继续医学教育主要包含教学培训和手术示教两方面。

1）虚拟示教培训。将手术视频、人体模型制作成虚拟现实、增强现实模型，在培训专家的远程或现场指导下，学员佩戴可视化现实设备，开展相关的医学治疗操作，直观感受 3D 成像解剖下的组织及器官、手术场景、力反馈、虚拟交互环境等，提高培训效率。

2）手术示教。建立手术高清视频直播教学系统，医生、学员可以实时下载查阅患者人体数字视频、医疗影像图片、电子病历、全方位了解患者病情，结合手术现场视频及带教老师的讲解，沉浸式观摩手术操作，感悟治疗方案，提高手术教学质量和受众面（见图 3 - 13）。

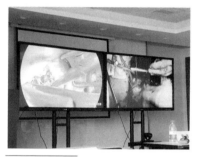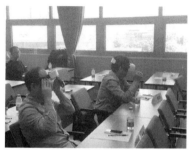

图 3 - 13 VR 远程示教应用场景

3.1.3 5G 在智能设备远程操控领域的应用

（1）远程机器人超声

远程机器人超声是基于通信、传感器和机器人技术，由医疗专家根据患者端的视频和力反馈信息，远程操控机械臂开展的超声检查医疗服务。其中，视频交流通过医生端和患者端的摄像头完成，力反馈信息通过患者端机器人机械手传感器的采集和反馈来完成，远程操控通过操作摇杆完成。

机器人超声主要包括患者端摄像头视频、超声影像视频、操作摇杆控制和力反馈触觉等思路信号（如图 3 - 14 所示）。通过 B超检查区全景图像和超声图像，专家通过力反馈手柄可控制远程超声探头的角度和力度，在不需要基层超声医生参与的条件下，即可完成医疗检查。远程机器人超声也可用于上级医院专家指导基层医生进行超声检查等场景。

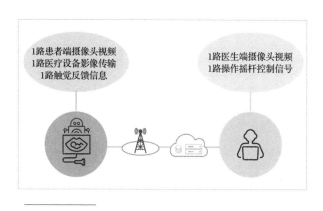

图 3 - 14 远程机器人超声示意图

5G 的低延时和网络切片传输技术使远程超声机器人的应用成为可能，通过远程机器人超声，上级医院专家可为基层医院的患者进行异地超声检查，提高检查准确率，同时有助于基层医院医生超声检查水平的提升。在远程医疗救援中，通过远程超声机器人可及时为患者进行诊断，对提高应急救援效果有非常重要的意义。

（2）远程机器人手术

远程机器人手术是指医生运用远程医疗手段，借助机器人异地、实时地对远端患者进行手术，这是远程医疗中最为重要和最难实现的内容。不同于诊断和辅助治疗等操作，手术为有创操作，错误或延迟的操作将造成严重的后果，甚至危及患者生命。远程手术成功的关键是手术机器人中主、从系统操作的一致性和实时性，其次还包括信号的稳定、抗干扰和高通量信号传输等技术问题。现有的 4G 商用网络和卫星传输远不能满足远程手术的基本要求，其窄带宽、信号延迟和数据包丢失等问题严重制约着远程手术的安全开展。随着 5G 通信技术的成熟，其三大特性显著降低了远程手术操作的延迟，极大提升医生操作体验与手术质量。

远程机器人手术过程中，需要实现高清 3D 影像与声音的即时、稳定传输，手术机器人的机械臂需操作平顺、灵活，主、从系统跟踪性好，从现场到远程医生端到端的 AR、VR 视频传输，手术现场需全面覆盖 5G 网络（见图 3-15）。

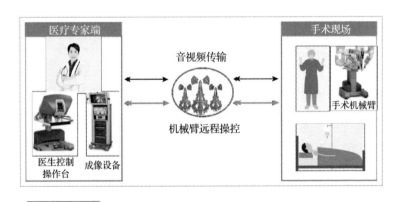

图 3-15 远程机器人手术示意图

基于 5G 技术的远程机器人手术实现了触觉与视觉信息的实时人机交互，让医生远程操作时具有身临其境之感，也使得手术更快、更稳、更准，这对于在急救"黄金时间"内挽救更多病患生命，解决跨地域医疗资源不均衡问题具有重要意义。

未来，5G技术的成熟应用将对医院、医生、患者，以及整个医疗服务环境和体验带来显著的改变。对于医院，5G技术可以提高医疗服务效率和运营效率，创新医疗服务体验，降低医疗成本。对于医生，可以辅助医生临床诊疗和开展手术，提升医生技术水平。对于患者，通过医疗服务的智能化改善患者就医体验，提高就医便利性。对于整个医疗行业，5G技术有助于改善传统的医疗服务模式，提高医疗服务水平和服务效率，提升基层医疗技术水平，推动分级诊疗，最终打造智慧化、秩序化、高效的医疗服务生态。

5G在医疗领域的应用发展迅速，政府先后颁布了多项政策推动5G与医疗的结合发展，各医疗机构也在纷纷探索5G的临床应用，但目前5G在医疗领域的应用还局限于小规模的专网试验、试点、示范，距离成熟化、常态化的应用还有很长的一段路要走，这些需要5G技术的不断成熟与改善，同时需要政府的支持与监管。

3.2　5G条件下的智慧医院

智慧医院是物联网技术在医院这个特定场所应用的集中体现，它是以物联网技术为基础，以各种应用服务为载体而构建的集诊疗、管理和决策为一体的新型医院。智慧医院主要包括三大领域:第一是面向医务人员的"智慧医疗"。主要指以电子病历为核心的信息化的建设,以及电子病历和影像、检验等其他的系统互联互通。第二个领域是面向患者的"智慧服务"。如很多医院的一体机、自助机,以及预约挂号、预约诊疗、信息提醒等服务,让患者就医更加方便和快捷。第三个领域是面向医院的"智慧管理"。"智慧管理"包括更加智能的医院后勤管理和办公自动化系统,以及更加精细化的成本核算。管理者用手机或在办公室的电脑上就能看到全院运转的状态,实现医院的精细化、信息化管理。

智慧医院的发展高度依赖于网络承载,5G MMTC 的低功耗、大连接特性支持智慧医院多种设备并发接入,为多种系统融合应用提供通信保障,将加速智慧医院的发展。智慧医院是智慧化在医院建设中的具体应用,一方面体现在运用组件、API/SDK 接口、分布式、虚拟化、云边协同等技术对医院原有信息系统中的数据进行有效整合,实现医院各类信息的集成与共享;另一方面体现在运用无线通信、传感设备、物联网、智能终端等数据采集技术,搭建全息云集成开发智慧医院医疗服务系统、医疗协同系统、管理系统和后勤保障系统等医疗健康业务支持系统,实现医院网络化、医疗信息全面感知、医疗服务全面协同、医疗数据辅助决策、医疗服务个性化。其中包括三大核心要素:一是实现全方位自动信息采集,即医疗泛在网;二是实现高效即时通信,即医疗大连接;三是实现智能处理与分析决策支持,即医疗人工智能(如图 3-16 所示)。

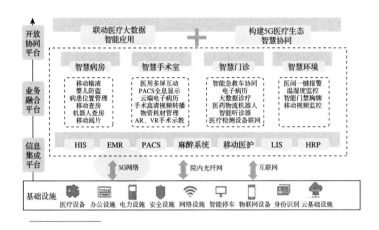

图 3－16　5G 智慧医院

　　智慧医院包括实体医院和虚拟医院，服务范围覆盖院内医疗服务、院间医疗共享、院外医疗协同等各个方面，以院内医疗服务为例，主要包括跨科室会诊、医学检查集中诊断、无线查房、无线护理、无线 ICU 监护、无线定位、无线设备管理等应用场景，日常业务涉及面广，工作内容繁杂、重复率高，对网络性能安全要求苛刻，是未来 5G 在医疗商用的核心应用场景，市场容量巨大（如图 3－17、图 3－18 所示）。

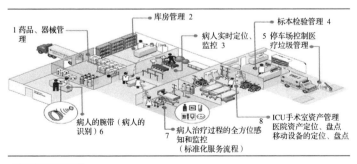

图 3－17　5G 智慧医院应用场景

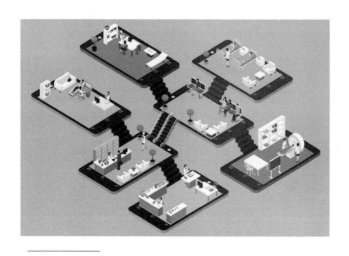

图 3 - 18　5G 智慧医院应用场景

（图片来源：HITInfrastructure. com）

3.2.1　面向医务人员的"智慧医疗"

（1）移动医护

移动医护是将医生和护士的诊疗护理服务延伸至患者床边。
5G 移动查房是在日常查房护理的基础上，医护人员通过 5G 技术
实现影像数据和体征数据的移动化采集和高速传输、移动高清会
诊，解决 WiFi 网络不稳定和安全性差的问题，提高查房和护理
服务的质量和效率。此外，在放射科病房、传染病房等特殊病
房，医护人员通过 5G 定位技术控制医疗辅助机器人移动到指定病
床，为患者提供远程查房和护理服务，降低了医务人员感染的风
险，提高了医疗风险预警管理能力（如图 3 - 19、图 3 - 20 所示）。

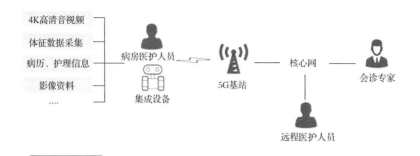

图 3 - 19　5G 移动医护架构

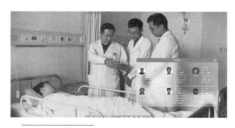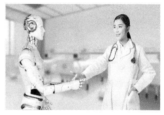

图 3 - 20　移动医护应用场景

（2）智慧临床诊疗

随着计算机技术和医学人工智能技术的不断进步，医学检查检验已逐渐由辅助检查手段发展为现代医学最重要的临床诊断和鉴别诊断方法。5G 智慧临床诊疗以患者 HIS、LIS、PACS、基因组学、生理特征、查体等多维数据为基础，通过 5G 云边协同网络，实现医疗数据的分析处理，制订完整全面的辅助决策诊疗方案，构建 AI 辅助诊疗应用，提升医疗效率和质量，以解决我国医疗健康行业医疗资源不足、分布不均等诸多问题。

医疗信息化使医院积累了大量医学影像数据，但影像科医生数量不足，尤其是具有丰富临床经验、高水平的影像科医生稀缺，导致诊断结果误诊、漏诊率高等问题长期存在。为解决以上问题各大医院纷纷联合互联网企业进行试水，目前医疗人工智能技术已在针对肺结节、视网膜病变、肺癌、食管癌、胰腺癌等专科疾病影像学领域遍地开花，应用人工智能技术实现了病灶标注、疾病分级和报告自动生成等功能，极大减轻了医生的工作强度并提高了诊断准确率。

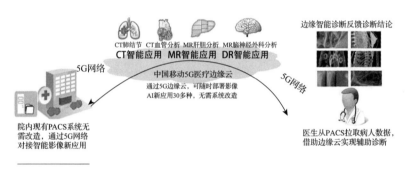

图 3－21　AI 辅助诊疗解决方案架构

（3）远程监护

远程医疗监护利用现代通信技术，支持基层医院的危重患者在床旁上实时接受专家的远程监护方服务。5G 远程监护应用支持床旁呼吸机，监护仪等监护设备采集患者心率、血氧等生命体征数据，并实时传输，实现对病情进行 24 小时不间断的连续、动态观察。远程监护与覆盖到床旁的视讯系统相结合，实现专家与申请医生、申请医生与患者、患者与家属的远程交互式高清交流，支持会诊专家远程实时查看患者监护视频、数据、影像和体征等多种信息。同时结合 AI 技术，通过监控平台对生命体征和监护信息进行实时智能监控和测算，一旦发生异常及时报警，为患者提供高效便捷、安全可靠的远程医疗监护服务。5G 远程监护降低了医生和护士的工作强度，提升了医院对重症患者的统一管理水平，最大程度保证了重症患者的生命安全（如图 3 - 22 所示）。

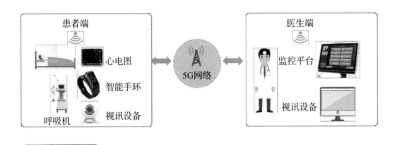

图 3 - 22　5G 远程监护

（4）患者随访

患者随访是"以患者为中心"服务理念的具体运用，可以减少患者流失，加大患者来源，积累科研数据。患者随访已成为医疗机构提升患者满意度，增强市场竞争力的一个重要手段。为解决大量门诊患者、住院患者的随访问题，目前许多医院开发了患者随访系统，以提高临床科研管理水平，提高统计效率和准确度。传统的随访需要医务人员逐个拨打病人电话，询问手术后的状况，并做记录，给医院带来了巨大的随访工作量。

5G将支持人工智能随访机器人产业的发展,智能随访系统可以按照不同术种患者依据出院记录制订个性化的随访计划,通过终端可一键呼叫拨打患者电话,模拟人声与患者进行术后随访沟通,并有效地采集患者回答的信息,将患者回答的语音自动转录为文字记录。智能随访机器人可以做到每天无间断、全覆盖随访,一天内可完成400~1000人次的随访工作。此外,智能随访机器人支持对采集到的患者随访海量信息进行统计分析,为临床和科研工作提供精准的数据支持(见图3-23)。

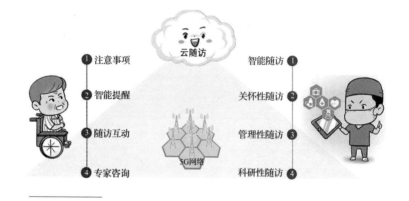

图3-23　5G支持下的患者随访服务

3.2.2　面向患者的"智慧服务"

智慧服务利用互联网、物联网等信息化手段,为患者提供智能导诊、预约挂号/诊疗、报告查询、智能药事、移动支付、健康管理等服务,实现了预防、治疗、康复"一站式"医疗健康服务,从而改善就医环境,提高患者满意度。

（1）智能导诊

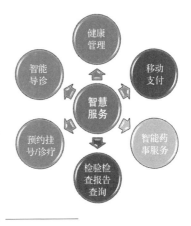

医院每日门诊患者中约有 1/3 的人会前往咨询台或找医护人员咨询求助。大部分医院相关公众信息缺少院内导航以及自助导诊功能模块，无法为患者提供一整套线上自助导诊就医服务。利用现代医疗信息化手段，优化就医流程，让广大患者有序、轻松就

图 3 – 24　智慧服务

医已成为医院提高服务水平的迫切需求（如图 3 – 24、图 3 – 25 所示）。

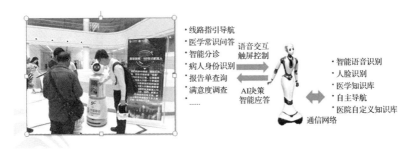

图 3 – 25　智能机器人导诊系统

随着 5G 通信技术的发展，智能导诊从患者实际体验出发，改用以症状问答为核心的交互模式，帮忙患者完成初步分诊，确定挂号科室。医院通过部署采用云 – 网 – 端结合的 5G 智慧导诊

机器人系统,提高了医院的服务效率,改善了服务环境,减轻了大厅导诊台护士的工作量,同时提高了导诊效率和患者就医体验(见图 3 – 26)。

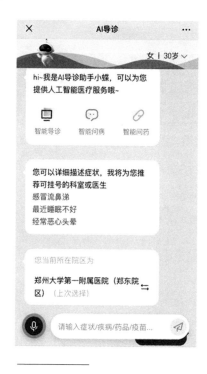

图 3 – 26　移动 App 智能导诊系统

(2) 预约挂号/诊疗

今后,以数据采集为主的 5G 泛在网,将支持患者智能终端监测和完善信息上传数据,系统据此进行智能分诊,提供专家推荐、预约挂号和在线缴费等功能。一方面,患者可根据科室列表选择专家进行预约；另外一方面，患者也可以自定义搜索选择专家进行预约，通过关键字搜索科室或医生或疾病、选择专家，完成预约（如图 3 - 27 所示）。

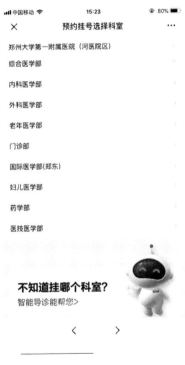

图 3 - 27　移动 App 预约挂号系统

(3) 报告查询

数字化医院已经实现了患者诊疗数据自助查询服务，包括体检报告、就诊记录、检查检验单等便捷查询和调阅（见图 3 - 28、图 3 - 29）。在 5G 医疗时代，5G 报告查询支持人脸识别验证患者身份，患者可自主查阅自身跨区域跨机构医疗历史数据，查询居民个人就诊记录、处方记录、检验报告、检查报告、住院记录、体检诊断等诊疗信息，作为诊疗参考信息。5G 将进一步促进医学数据标准统一和数据资源整合，让越来越多的人民群众充分享受"互联网＋医疗健康"新模式带来的医疗健康服务的可及性。

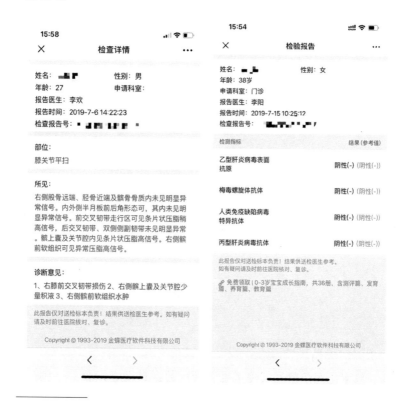

图 3-28　移动 App 检查检验结果查询

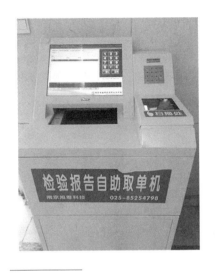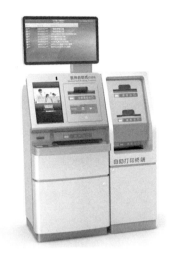

图3-29 检验报告自助查询打印终端

(4) 药事服务

药事服务是指向患者提供合理、安全用药方案以及相应的药品供应保障服务。药事服务主要包括药品的供应链服务和药学服务。当今疾病治疗最常用的手段就是使用药物,然而传统药事服务存在不合理用药泛滥,治疗药物效果不佳等问题。

随着医学向专科化、精细化发展,药学专业人员能够凭借专业技术优势提供与药物使用有关的专业化服务,以提高药物治疗的安全性、有效性和经济性。在5G网络下,依托智能药事服务系统,临床药师通过查房、会诊积极参与用药方案的制订,不仅在药物治疗过程中为患者提供合理用药云服务,而且在药物治疗的前期以及非药物治疗后期，可面向公众开展在线咨询、处方审核等相应内容的药学服务，真正实现改善与提高病人生活质量的目标（见图 3－30）。

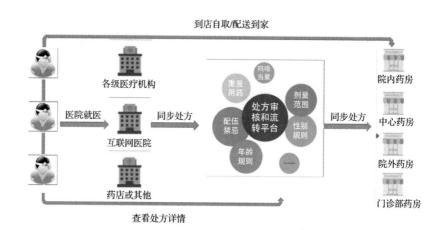

图 3－30　智能药事服务

（5）移动支付

移动支付是居民通过手机绑定微信、支付宝、云闪付等第三方软件，实现医院诊疗费用的移动支付，无须排队，支付便捷，已成为医院信息化建设"标配"。但该支付方式主要依赖扫码支付，安全性低。5G 时代的到来，将提高支付安全性，支持刷脸支付、指纹支付、声音支付等更加多元化的支付方式，进一步保障了患者个人信息和财产安全（见图 3－31）。

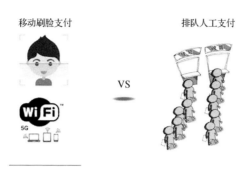

移动刷脸支付   排队人工支付

VS

图 3-31   移动刷脸支付与以往人工支付对比

(6) 健康管理

近年来，居民个人健康意识不断增强，人们对诊疗保健的需求也开始发生了质的变化，从被动、应对性的就医诊疗，逐渐转向主动、常态性的预防保健。健康管理的概念最早始于美国。1929 年，美国洛杉矶水利局成立了世界上第一个健康管理组织（Health Management Organization，HMO），该组织通过注重预防的全面健康管理方式，有效降低了会员疾病发病率。健康管理是指对个体或群体的健康进行全面监测、分析、评估，提供健康咨询和指导，对健康危险因素进行干预的全过程。健康管理包含三个方面：一是健康信息的采集，二是健康评估，三是健康干预。5G健康管理支持实时信息共享、数据分析与结论梳理，为患病人群提供集健康检测、健康评估、健康咨询及健康改善于一身的个性化、长期化的健康管理服务，通过安全、精准、全面、便捷的全方位立体式精准闭环、跟踪式健康管理服务体系，真正实现未病先防，健康无忧（如图 3 - 32 所示）。

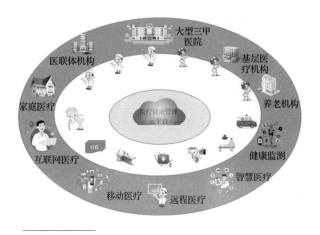

图 3 - 32　健康管理

3.2.3　面向医院的"智慧管理"

面向医院的"智慧管理"主要包括智慧管理信息系统、智慧
管理服务系统和智慧管理后勤系统三个模块。5G 智慧管理系统
不仅可以更加有效地对医院的整体运作流程进行数字化的记录、
展示和管理，而且可以精细化医院的运作流程，提高医院的服务
水平与管理效率，节省医疗成本，方便患者和医务人员。

（1）智慧管理信息系统

5G 智慧管理信息系统（图 3 - 33）可以对智慧医保系统、医
院感染管理、有效管理（疾病）诊断相关分类（Diagnosis Related
Groups，DRGs）、不良事件系统、抗菌药物管理、医疗质量管理

等进行有效的整合，助力智慧医院建设。

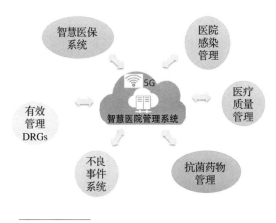

图3-33　智慧管理信息系统框图

（2）智慧管理服务系统

5G智慧管理服务系统对病患使用的医院App、公众号和自助服务机进行管理，可以保证网络内的硬件资源、通信资源、软件资源以及信息资源有效可控，实时安全可靠地服务于病患。此外，得益于5G网络的移动属性，自助服务系统不再受限于物理网络，可以方便地布置在网络覆盖的任何区域，并可以在手机App中进行使用和管理，方便运维人员日常管理。与此同时，病患也可以在更丰富的终端和更便利的时间接入医院自助服务系统（见图3-34）。

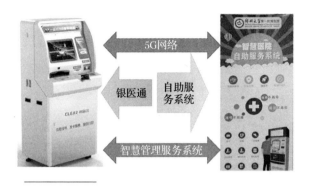

图 3 - 34　5G 条件下智慧管理服务系统应用实例

（3）智慧管理后勤系统

5G 医院智慧管理后勤系统主要包含设备管理系统、物资管理系统、消毒供应管理系统、高值耗材管理系统、设备效益分析系统以及耗材监管平台等。通过 5G 网络的连接和应用，可有效地连接和管理医院后勤的各项设备采购、使用、维护、分析和评价，便捷地对耗材进行实时监管和控制，节约开支，提高医院综合监管水平（见图 3 - 35）。

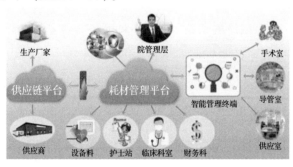

图 3 - 35　智慧管理后勤系统应用实例

3.3 5G 技术与医疗急救应用

近年来，各种意外创伤、突发事件及危重病人逐渐增多，急诊医学作为一门独立的新型综合性医学学科正在被人们认识和关注。目前我国的急救医疗体系已基本建成，其组织形式为院前急救＋医院急诊科＋重症监护病房或专科病房。急救中心负责现场急救，转运和途中监护治疗，医院急诊科承担院内急诊，两者之间既有分工，又紧密合作，急救人员在现场或病人家中进行初步急救，然后用救护车或飞机等交通工具将伤员安全地转运到医院急诊科、专科病房或 ICU 做进一步抢救治疗，以确保急危重病人得到及时高效的救治，从而提高抢救成功率，实现院前和院内急救一体化。传统的院前、院内急救多是独立运行的，导致急救资源调度效率不高。

5G 医疗急救深度介入到院前急救、急诊室急救、ICU 等环节，连接一切可利用的资源和数据应用，利用 5G 大带宽、低延时等特性实现多路高清视频实时传输，多方语音对讲，信息全互通，打破救护车与医院之间的信息壁垒，打造远程救援院内院外统一平台，实现"上车即入院"。

5G 技术将伤病员与急救服务通过"互联网 ＋"的思维和数字手段连接起来，拓展出急救知识咨询、急救任务分流、现场急救指导等功能，届时将重构城市或区域的急诊医疗服务体系，提供 24 小时不间断的急诊服务，降低多发伤伤残率和病死率，提高抢救成功率。

3.3.1　5G 应急救援系统架构

　　5G 应急救援系统将院内急救中心、抢救室和 ICU 病房等与院外的救护车进行急救资源整合，实现城市应急救援智能化管理，远程急救过程可追溯。通过系统可以实时了解车辆位置、病人检查数据、车载视频等信息，并对救护车抢救病人进行全流程监控，必要时，院内专家可通过远程连线进行指导。系统可实现包括救护车辆管理、急救值班人员管理、车辆及医护人员调度、急救任务监控和指导、院外急救和院内治疗的对接、无人机管理等功能。5G 应急救援系统的网络架构和部署方案参见图 3 - 36、图 3 - 37。系统主界面信息板块及功能说明参见表 3 - 1。

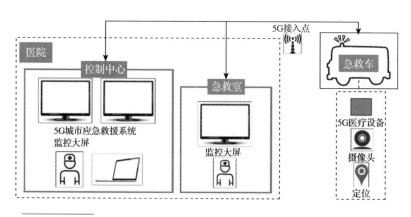

图 3 - 36　5G 应急救援系统网络架构

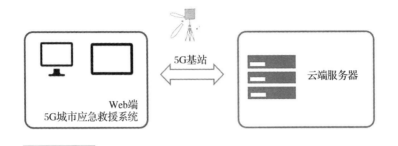

图 3 - 37   5G 应急救援系统部署方案

表 3 - 1   系统主界面信息板块及功能说明

编号	信息板块名称	信息板块说明	对应产品功能
1	患者信息模块	此板块展示了患者的基本信息，核心生命体征以及随车的医疗设备检查数据影像	监控救护车病人抢救信息
2	车辆信息模块	此板块展示救护车车辆的基本信息，车辆的实时位置以及车内的多角度全方位视频	监控救护车位置 监控救护车车载视频

5G 应急救援系统包括智慧急救云平台、车载急救管理系统、远程急救会诊指导系统、急救辅助系统等几个部分。智慧急救云平台主要包括急救智能智慧调度系统、一体化急救平台系统、结构化院前急救电子病历系统。主要实现的功能有急救调度、后台运维管理、急救质控管理等。车载急救管理系统包括车辆管理系统、医疗设备信息采集传输系统、AI 智能影像决策系统、结构化院前急救电子病历系统等。远程急救会诊指导系统包括基于高清视频和 AR/MR 的指导系统，实现实时传输高清音视频、超媒体

病历、急救地图和大屏公告等功能。急救辅助系统包括智慧医疗背包、急救记录仪、车内移动工作站、医院移动工作站等（见图3-38、图3-39）。

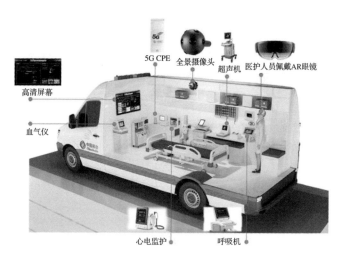

图3-38　5G救护车配置内览

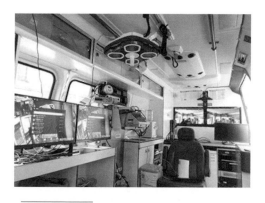

图3-39　5G远程救助可视化指挥调度

5G 应急救援系统整合医疗急救资源，建立"医院 - 救护车 - 患者"紧急救援多方联动机制，健全医疗急救救治规范，实现在伤员发现现场和转运途中的及早和有效救治（见图 3 - 40）。

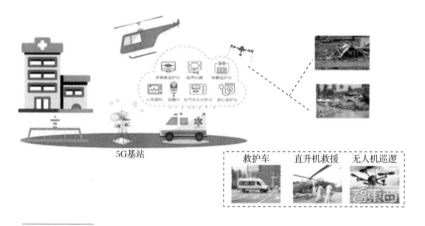

图 3 - 40　5G 应急救援方案架构

5G 医疗急救系统优势主要集中在四个方面：**第一，通信保障**。支持多路高清实况视频、医学影像、病人体征、病情记录等信息无损同步回传，让急救中心提前掌握病人病情，让急诊科医生快速制订抢救方案和术前准备。院前急救过程中，救护车上的医务人员可与院内联动。**第二，主流适配，存量升级**。通过与国内多家医疗器械厂商建立合作关系，系统适配主流医疗器械，支持设备无缝接入，降低设备升级花费。**第三，AI 辅诊，急救分诊**。运用 AI 人脸识别技术能够迅速确认病患身份，同时使用大数据分析提取病患医疗健康数据；AI 智慧辅诊能够根据病患历史就医数据及症状给出急救辅诊建议，同时根据病患病情及周边医院特色专长自动选择目的医院并通知医院专科医生做好抢救准备。**第四，地空一体，全面保障**。与无人机应用结合，实时路况分析能够为救护车辆规划躲避拥堵路线；医院根据救护车实时音视频、车载医疗设备检查结果，通过无人机将必要的医疗物品或医疗器械运输到救援现场，大大提高急救效率。

3.3.2 5G 医疗急救应用案例

2019 年 6 月 18 日，中国移动成都产业研究院与四川省人民医院携手完成全球第一例 5G＋航空救援的成功案例。背景情况是：2019 年 6 月 17 日 22 点 55 分，宜宾市长宁县发生 6.0 级地震，造成 13 人遇难，226 人受伤，19 万多群众受灾。

6 月 18 日，中国移动成都产业研究院与四川省人民医院的 5G 救护车便开赴长宁地震现场，开展应急救援工作。在抢救工作中，有一名 56 岁男性危重伤员，严重多发伤，骨盆骨折，失血性休克。前方专家组织多次会诊，但其休克进行性加重、出血未得到控制。

当日 14 时，双方利用 5G 应急救援系统对患者实施远程 B 超检查，超声图像实时清晰地在远程会诊屏幕上显示，图像显示伤员双侧胸腔、腹腔大量积液，腹腔内出血，腹膜后血肿，专家组高度怀疑伤员腹腔内实质脏器破裂出血。考虑到伤员病情危重，现场救治条件有限，救护车转运耗时等因素，随即启动航空救援系统转运到四川省人民医院进行救治。此次空中和陆地的完美配合，实现了高效、安全和全程无缝对接（见图3-41）。

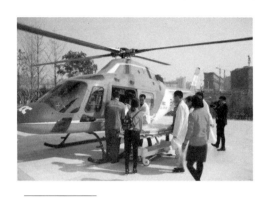

图3-41　5G空中救援

患者入院前，多学科团队协同作战，密切协作，针对伤员全身多处创伤，腹腔内出血不止，失血性休克的情况，制订了止血方案。19时50分，患者入院后，立刻启动微创介入手术对伤员肝脏、盆腔部位进行栓塞止血治疗。23时00分，手术团队对患者实施腹部损伤控制手术。术中见伤员右肝有一个长10厘米、深4厘米不规则裂口，腹腔积血和血凝块3500毫升。术后，伤员被送入急诊重症监护室继续复苏治疗。

6月20日，经过专家组再次评估后，由骨科团队为伤员定制了进阶的医治方案，在天玑机器人辅助下进行右侧骶髂螺钉、髋臼前柱螺钉、髂骨随意螺钉固定术。手术用时2小时30分钟，术中出血仅150~200毫升，伤员生命体征平稳，手术非常成功，顺利实现了精准、微创的手术目标。这是世界首个将 5G 技术应用于灾难医学救援的成功案例，受到国内外媒体广泛关注。

5G 应急救援系统以 5G 救护车为基础，配合人工智能、AR、VR 和无人机等应用，实现现场救援—伤员转运—院内救治多方联动，打造全方位医疗急救体系，促进了互联网 + 灾难医学救援的跨越式发展。利用 5G 第一时间完成验血、心电图、B 超等一系列检查，并通过 5G 网络将医学影像、病人体征、病情记录等大量生命信息实时回传到医院，快速制订抢救方案，提前进行术前准备，大大缩短了抢救响应时间，为病人争取到了更多生机。

3.4　5G + 智慧养老

3.4.1　老龄化形势严峻，养老问题亟待解决

随着人口结构的老龄化发展，我国老年人口在总人口中所占比例越来越大（图 3 - 42），老年人机体抵抗力差，是各种疾病的高发人群，而且老年人行动不便，就医困难。解决老年人看病和保健难题，实现智慧健康养老是我国医疗健康的重要目标。

我国传统养老模式主要包括：

1）机构养老。目前在机构养老方面，我国最普遍的模式是在养老机构中设置老年病医院、康复医院、医务室以及护理院等医疗机构，增设专业的医疗团队进行运营。

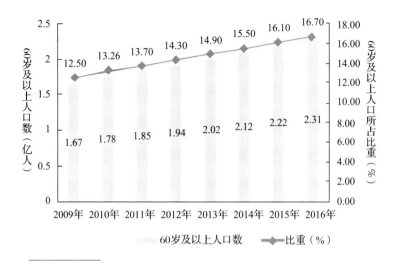

图 3 - 42 我国 60 岁及以上老年人口数和所占比重

2）社区养老。与机构养老类似，需要将社区养老服务中心和社区卫生服务中心的功能进行整合，统一运营管理，充分发挥社区养老日间照料床位的作用。

3）居家养老。一些养老服务机构开始增设医疗相关服务，通过与辐射区域的医疗机构合作获取专业人才，从而向老人提供康复指导和训练、体检等部分上门服务。

然而，传统养老模式在实际运行中面临多个难题，一是政府与市场的边界不明确，其中包括市级统筹不够、监管不足，区级养老服务指导中心定位不清，街道养老服务管理中心和养老驿站功能交错，政府介入市场、市场代行部分政府管理职能和体系间尚不畅通五大问题；二是政府与社会的关系仍不清晰，政府不能既做运动员，又做裁判员，同时在动员社会力量方面，政府也存在欠缺；三是信息化智能化水平低，经营管理效率差；无法满足日益庞大的老年人群的养老需求；四是养老服务不够人性化，存在独居老人缺乏亲情关爱，安全隐患多，健康医疗服务需求不能满足，子女无法实时了解老人生活状况、探望时间少等问题。

3.4.2　国家政策激发健康养老万亿市场

为了解决这些难题，实现多层次科学养老服务，推进老龄事业发展和养老体系建设，我国政府近年来颁发了一系列的文件，开始倡导智慧养老（见图 3 - 43）。

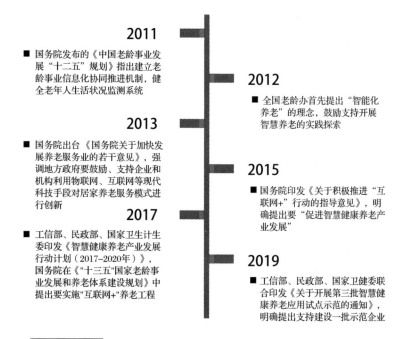

2011
■ 国务院发布的《中国老龄事业发展"十二五"规划》指出建立老龄事业信息化协同推进机制，健全老年人生活状况监测系统

2012
■ 全国老龄办首先提出"智能化养老"的理念，鼓励支持开展智慧养老的实践探索

2013
■ 国务院出台《国务院关于加快发展养老服务业的若干意见》，强调地方政府要鼓励、支持企业和机构利用物联网、互联网等现代科技手段对居家养老服务模式进行创新

2015
■ 国务院印发《关于积极推进"互联网+"行动的指导意见》，明确提出要"促进智慧健康养老产业发展"

2017
■ 工信部、民政部、国家卫生计生委印发《智慧健康养老产业发展行动计划（2017-2020年）》，国务院在《"十三五"国家老龄事业发展和养老体系建设规划》中提出要实施"互联网+"养老工程

2019
■ 工信部、民政部、国家卫健委联合印发《关于开展第三批智慧健康养老应用试点示范的通知》，明确提出支持建设一批示范企业

图 3 - 43　我国健康养老政策体系

国家政策的扶持及日益增加的养老需求吸引了大量企业注入资本，激发出养老产业发展的新活力。特别是移动医疗设备行业如可穿戴设备、便携式健康监测设备、自助式健康检测设备、智能养老监护设备、家庭服务机器人，进入蓬勃发展阶段。以可穿戴设备行业为例，众多巨头参与布局，苹果、华为、小米等多家企业开发可穿戴设备电子手环，用户可以基于相关硬件获取体能生理数据，并通过数据平台进行分析，实现健康管理。在便携式健康监测设备行业，强生、GE、欧姆龙、西门子等多家公司纷纷进行市场拓展，推出便携式电子血压计、血氧仪、血糖仪等智能设备，可将数据无线传输到手机等终端，为家庭、医院、疗养机构提供参考，逐渐成为老人生活中不可或缺的"神器"。据前瞻产业研究院的分析，到2020年我国便携式医疗健康检测设备的市场规模将达到4000亿元。

政府扶持与企业联动，推动着传统的养老模式朝智慧养老方向发展。智慧养老是养老服务的信息化发展，利用物联网、智能云计算等技术，实现各类传感器终端和计算机网络的无缝连接，打造面向居家老人、社区及养老机构的传感网系统与信息平台，并在此基础上提供实时、快捷、高效、低成本的，物联化、互联化、智能化的养老服务，围绕老人的生活起居、安全保障、保健康复、医疗卫生、娱乐休闲、学习分享等各方面支持老年人的生活服务和管理。

国家民政部、老龄办发布的《中国老龄事业发展报告

(2016)》指出，目前我国老龄人口的增长速度为 3.3%，老龄人口占总人口的比重从 1995 年的 6.1% 将上升至 2020 年的 11.5%，预计到 2020 年我国 65 岁以上老龄人口总数将达 1.67 亿，约占全世界老龄人口的 24%。由此可见，中国已经成为世界上老龄化程度发展最快的国家之一。与此同时，养老服务产业正成为最有发展潜力的产业之一。据中投顾问对 2017—2021 年中国医养结合行业市场规模的预测，2017—2021 年，此市场的年均复合增长率约为 17.92%，2021 年市场规模将达到 11603 亿元，真正成为一个突破万亿的大市场。未来 10—15 年是养老产业快速发展的黄金年代。

3.4.3 智慧养老服务发展现状

从世界范围来看，美国、英国、日本等国家已率先进行了智慧养老项目的实践，并获得一定的成效。美国弗吉尼亚州就有很多门诊都安装了"远程医疗"网络，服务对象的三成都是老人，投入使用后有效地提高了服务效率，并减少了护理费用。智慧养老最早由英国生命信托基金会提出，也被称为"全智能老年系统"，即打破固有的时间和空间束缚，为老年人提供高质量、高享受的养老服务。英国使用机器人护士（图 3-45），服务于家庭和社区，不仅可以完成日常护理，还能够与老人互动，为老人提供咨询建议。英国生命信托基金会将智慧养老的理念运用到老年公寓的建设中，通过在家具、地板中植入芯片等方式实现对老人生活的远程监控。"机器外套"是日本一所大学专门为行动困难、肌肉萎缩的老年人设置的，现已被普遍推广。

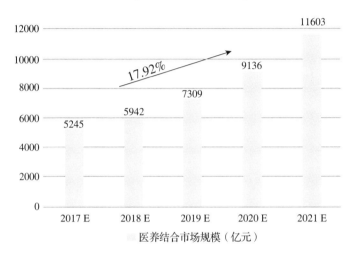

图 3-44　2017—2021 年医养结合市场规模预测

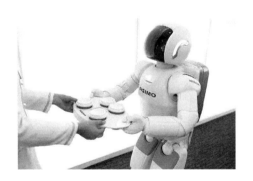

图 3-45　机器人护士

德国作为欧洲老龄化最严重的国家，对养老问题十分重视。德国政府通过智能家居的大规模推广和应用来实现智慧养老，并设计专门的"环境辅助生活系统"来改善老人生活。"环境辅助生活系统"是指使用现代化的感应传输装置将家中各类器件智能化，共同连通在一个具有可扩展性的平台上，构建一个能够及时反应的环境，对老人的状态进行分析，并做出判断与反应。"环境辅助生活系统"能大大提高老人的居住舒适感，提升护理人员的工作效率。但其价格过于昂贵，50平方米2500美元的价格和每年需缴纳的服务费用让一般家庭望而却步。

为解决我国人口老龄化问题，近年来，我国出台了多项政策以鼓励智慧健康养老产业的发展。在国家政策的大力推动下，全国各地健康养老企业积极响应，我国智慧养老产业规模不断扩大。

（1）河南

2017年1月，河南投资集团与郑州大学第一附属医院签署战略合作协议，展开互联网＋医疗健康合作。郑大一附院运用产学研优势，集聚国内外互联网医疗产业优质资源，共同搭建互联网医疗健康养老服务共享平台，推动河南省智慧医疗的发展（如图3-46所示）。

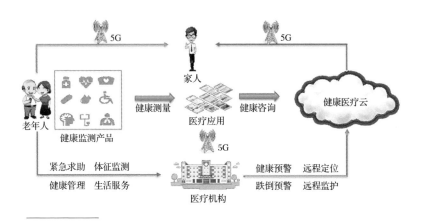

图3－46　互联网医疗健康养老服务共享平台

（2）四川

2019 年 6 月，四川移动（成都）推出"智慧居家养老平台"，联合妇联、残联、卫生局等单位完成全市 3000 名享受政府优抚、低保的老年群体的专用终端配发工作，并以社区为中心，以老年人信息数据库为基础，以 12349 服务热线和老年救助终端为纽带，整合公共服务、公益服务及与市民生活相关的社会服务资源，构建以信息化为特色的"没有围墙的养老院"。

（3）上海

2019 年 4 月，上海市长宁区国家智慧健康养老示范基地，开通了智慧养老信息平台，养老服务"时间银行"也同时启动（见图3－47）。该平台融信息收集、数据分析、服务支持、业务监管于一体，将科技元素注入传统养老行业，为打造长宁区"养老淘宝"和"没有围墙的养老院"提供了可行路径，也为建设全人群覆盖、全天候响应、全方位服务、全过程监管的智慧养老服务体系提供了有力支撑。

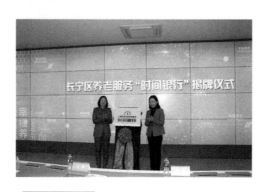

图3-47　养老服务"时间银行"揭牌仪式

（4）山东

2019年5月，以三级综合医院——鲁西南医院为依托规划了阳谷伏城医养结合大健康产业园项目，该项目应用鲁西南医院自主研发的"物联网＋医养健康"技术，自动记录生命体征、生活环境、饮食起居等健康数据，实时分析，动态监测，实现了智慧养老，为老年人提供全方位服务。

（5）辽宁

2019年，营口市立足当前养老行业发展趋势，创建智慧养老服务平台，建立老年人信息数据库，改变养老机构信息互不相通、各自为战的局面，以"互联网＋"为桥梁，逐步实现市、县区、街道、社区四级养老服务数据共享互通，四级养老服务信息全覆盖，打造"全域养老院"。

由此可见，发展智慧养老产业为应对人口老龄化提供了有力的科技支持，其发展空间广阔。随着物联网、5G和人工智能技术在智慧养老服务的应用，智慧养老服务将迎来全新的变革和提速，并给互联网＋健康养老企业和行业的发展带来新的机遇。

3.4.4 5G 时代，智慧养老的新机遇

智慧养老是通过医疗设备的实时检测，掌握病人或老人的身体状况，从而在适当的时机进行医疗介入。然而在 4G 背景下，数据往往会有所滞后，这对于需要争分夺秒处理的紧急状况而言往往是致命的。5G 时代将拥有更高的数据传输效率和更高的数据质量，届时老人将能够在家中享受到不逊于医院的就诊体验与服务。

随着 5G 时代的到来，依托物联网和 5G 的结合落地，通过智能硬件设备的应用，居家养老、社区养老、机构养老的老年人群与医疗服务机构签约医生之间能够有效实现互联互通，为老人提供健康管理、一键呼叫、睡眠监测、亲情关怀等全方位专业服务，大幅提升智慧养老服务的及时性与覆盖面（如图 3－48 所示）。

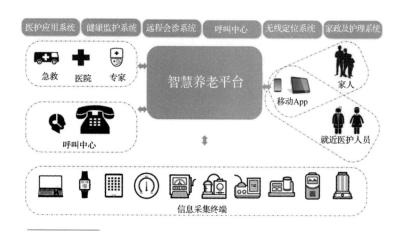

图 3-48　智慧养老平台

多数老年人患有多病共存的情况，比如高血糖、高血压等，对饮食的注意比年轻人多，在饮食的营养搭配、软硬适中、荤素搭配等方面都需要注意，如果出现吞咽困难的情况，则更要注意用餐安全。在基层机构中 5G＋边缘计算的融合应用，结合老人性格、生活习惯、病历等信息搭建健康管理模型，可以满足不同老年人群个性化服务的需求。

5G 网络支持老人佩戴专用手环、智能睡眠仪、滞留报警仪、智能尿不湿等智能医疗监测设备，对老人的健康状况进行实时跟踪，社区养老驿站的工作人员根据监测数据，为老人提供集成管理、实时监测、异常报警、无延时语音连线等相关服务，让老年群体感受到智能产品带来的便利。

在医疗领域，5G 网络传输超清视频将造福养老人群。高清视频让医生能够远程直观准确地判断老人的状态，指导当地医护人员进行救治。对于空巢老人，系统为亲属配置 App，支持老人一键呼叫，方便家人查看老人视频以及每日护理情况。

智慧养老更重要的发展是在健康管理方面，在 5G 环境下，构建健康大数据管理养老服务体系，对老人生命体征数据进行实时采集，精准掌握老人的实时动态，通过云边协同实现医疗健康数据的实时处理与分析，为家庭医生提供辅助诊疗决策。

5G 网络突破现有养老产业服务网络的局限性，进一步丰富了养老产业的服务内容，提高了医疗资源的整合效率，缓解了我国养老压力。未来智慧养老将突破传统养老在居家照顾、日常出行、安全保护、健康管理、精神关爱五方面的难点。通过 5G 网络以街道（镇）的管辖范围为界限，建设覆盖整个区域范围的社区居家养老综合服务信息云平台，将线上服务和线下服务相结合，积极推动智能护理、共享医疗、远程诊断、智慧医疗器械进家庭社区，为老年人提供老年常见病跟踪监控、定位、紧急呼叫、家政预约、健康咨询等全方位的服务项目，大力促进智慧养老服务的发展。打造"没有围墙的养老院"是我国养老产业发展的重要方向，未来发展空间巨大。

3.4.5　5G 智慧养老一体化平台

随着 5G 时代的到来，其增强移动带宽、海量连接、超高可靠与低延时三大应用场景为医养一体化提供了可靠的技术支持，促进医养一体化的进一步发展。针对居家养老引进"互联网＋"养老手段，建立老人基本信息等数据库，实时跟踪记录居家养老服务员与护理员的服务,可以为患有慢性疾病的居家老人解决传统居家养老在医疗方面所存在的困难;针对社区养老,为社区护工配置 App,方便对老人进行更及时、智能化的服务,并通过系统监督护工服务;针对机构养老,基于移动医疗设备与物联网技术,可有效提升养老服务质量,改善失能、半失能及空巢老人的养老生活质量,显著缓解老年护理专业人才短缺的状况等问题。5G 智慧养老要以 5G 专网及医养平台为核心,深度嵌入各类医养设备,构建一张专网、一个平台、三类场景的智慧养老体系。

一张专网:通过网络切片、边缘计算等技术,为医疗机构与养老机构部署一张 5G 专网,实现全连接。5G 专网是智慧养老的前提,通过 5G 专网的建设,为医养服务整合,医疗与养老的资源整合,线上线下的信息整合提供基础设施保障,最终实现医养一体养老模式(如图 3 - 49)。

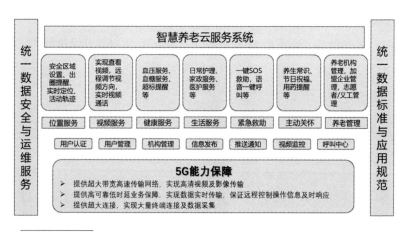

图 3 - 49   5G 智慧养老一体化平台

一个平台：建设医养一体化平台，为医院慢病科室延伸院外服务。面对医疗和养老产品类目繁多、缺乏统一平台管理的行业现状，通过5G专网的建设，搭建集医疗养老为一体的"医养一体化管理平台"，打通医疗系统、养老系统间的系统间隔，将养老机构和医院的功能相结合，有效整合院外医疗资源，满足老人多样化医疗需求。"医"包括医疗康复保健服务，"养"包括生活照护服务、精神心理服务、文化活动服务。医养一体化平台以机构养老为主，兼顾居家养老场景。老人家属、机构管理员、医生、护士、护工等通过手机、电脑、电视等终端登录一体化管理平台，为老人提供医疗服务、健康咨询服务、健康检查服务、疾病诊治和护理服务、大病康复服务以及临终关怀服务等。

三类场景：家庭—社区—医疗机构。5G技术构建医疗专网实现全连接，通过"5G医养"专网，"医养一体化管理平台"提供的综合服务，快速联通院外养老与医疗之间的服务通道，实现院内+院外的一站式服务，提升平台价值。

5G协同构建融合创新的养老生态圈，以产品为载体，以平台为依托，以数据为支撑，以服务为导向，发挥社会力量的合力，形成信息应用服务商+通信运营商+终端商+养老机构+医疗机构+政府+老人及子女的养老生态链，形成养老长效机制，构筑"没有围墙的养老生态圈"（如图3-50所示）。

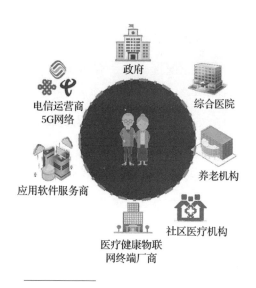

图 3 - 50　协同构建智慧养老生态圈

3.4.6　5G 智慧养老服务

随着 5G 和物联网技术的不断发展，智慧养老正成为健康养老的新模式。5G 时代的到来能够提供重要的技术与数据基础，老人佩戴智能传感器完成对生命体征的实时监测，将采集数据实时上传至信息服务平台，依托医疗机构签约医生可以为患者提供全方位的医疗服务，进而实现线上线下养老一体化服务，构建能够满足不同类型老人需求的多元化养老服务模式（如图 3 - 51 所示）。

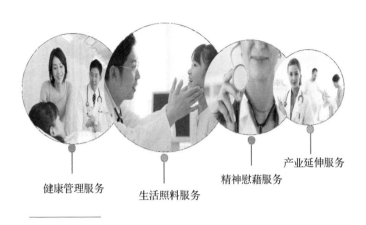

健康管理服务　　　　生活照料服务　　　精神慰藉服务　　产业延伸服务

图3-51　5G智慧养老服务应用前景

健康管理服务

　　健康管理信息化成为智慧养老服务的重中之重，是养老服务内容的核心。借助5G智能健康产品收集老人的健康信息，并依据医院、护理机构、体检中心等健康服务机构共同搭建的老人健康管理服务云平台，实现体征检测、医疗化验、医疗病历、用药记录等健康信息的无纸化管理。同时，5G支持第三方网络平台开展在线健康测评服务，支持老人与医疗专家的远程沟通，为老年人提供健康预防、远程诊断、远程监控、慢病医治、生活保健等方面的咨询建议和服务。

生活照料服务

　　生活照料服务是智慧养老服务产业的重要内容。智慧养老的最大特点是利用大数据和云计算，为不同的老人提供全方位个性化的生活服务。以5G、物联网等为代表的现代信息技术使得优质的养老服务资源突破了时间和空间限制，让老年人足不出户就能享受到各种生活服务。例如，通过居家养老移动客户端，老人不仅可以实现在线购买老年用品、VR 观看旅游景观、健康实时预警等功能，还可以享受到紧急救助、社区服务、老年大学、老年社交等生活服务，进一步提升老年人的生活质量。

精神慰藉服务

除了健康管理服务和生活照料服务外，老年人对精神文化方面的需求也在与日俱增。在互联网时代，老年人受到年轻人生活方式及网络社会信息大爆炸的影响，他们对以网络为代表的精神文化休闲服务的需求越来越多。搭建5G 虚拟社区，借助5G 进行社交活动，可以丰富老年人的业余生活，提高他们的精神获得感。

智慧养老产业链延伸服务

5G 商用背景下，越来越多的行业企业开始探索智慧养老服务，养老服务正在向各个领域延伸。老年地产项目、老年金融项目、老年旅游项目、老年理疗项目等层出不穷，5G 智慧养老产业链逐渐形成。5G 智慧养老模式需要树立跨界融合的理念，将医疗、保健、地产、金融、家居等与养老服务业深度融合。政府相关部门应当积极引导、加大投入，依托现有养老资源和社会力量，搭建涵盖医疗、卫生、旅游、文化、体育等产业的养老服务网络平台，积极发展老年电子商务项目、老年教育项目、老年互联网金融项目等新兴项目，不断促进产业链的延伸。

从整体发展来说，我国 5G 智慧健康养老仍然处于初级阶段，还面临着诸多瓶颈。在 5G 网络条件下，养老服务进入 AI 时代是大势所趋。智慧养老物联网的发展，将为健康管理类可穿戴设备、便携式健康监测设备、自助式健康检测设备、智能养老监护设备、家庭服务机器人等研发生产企业提供巨大的发展空间。

第四章

5G + 医疗健康的商业发展

4.1　5G + 医疗健康的市场发展概述

5G 是信息通信技术的巨大变革，将使移动互联网进入万物互联的时代。"5G +""互联网 +""AI +"对于推动医疗健康行业发展具有重要的意义，将有助于医疗卫生行业大幅提高医疗资源的配置效率，改善患者就医体验，密切医患互动关系，提升医疗服务质量；有助于推动实现远程就诊、治疗、购药、回访的网络医疗循环服务新模式，推动互联网医疗向全连接的智慧医疗逐步过渡。

我国相继出台利好政策，为 5G + 医疗健康的发展指明了方向。我国 5G + 医疗健康产业围绕医疗领域重点迫切需求，加快推进技术产业、运营商和医疗服务融合创新，促进 5G + 医疗健康服务网络化、精细化、智能化，构建 5G 智慧医疗健康服务体系，为全球 5G 智慧医疗健康发展贡献力量。

4.1.1　中国 5G + 医疗健康市场发展驱动力分析

（1）国家利好政策引领，推动 5G + 医疗健康发展

- 2013 年，工信部、发改委和科技部共同建立了 IMT – 2020（5G）推进组，推进 5G 标准的制定和商用的落地。

- 2015 年 5 月，《中国制造 2025》，提出要积极推进 5G 发展，布局未来网络架构，2020 年启动商用。

- 2016 年 3 月，国家"十三五"规划提出，到 2018 年，开展 5G 网络技术研发和测试工作；到 2020 年，5G 完成技术研发测试并商用部署。5G 技术发展上升到国家战略高度。

- 2016 年 7 月，中共中央办公厅、国务院办公厅印发《国家信息化发展战略纲要》指出，到 2020 年，第五代移动通信（5G）技术研发和标准取得突破性进展。

- 2017 年 2 月，工信部举行的新闻发布会上，宣布我国与国际同步启动 5G 研发。

- 2017 年 3 月，《政府工作报告》指出，"全面实施战略性新兴产业发展规划，加快新材料、人工智能、集成电路、生物制药、第五代移动通信等技术研发和转化，做大做强产业集群。"

- 2017 年，工信部制定了《5G 发展指导文件》，为 5G 在医疗健康、交通运输、智慧城市等行业的应用指明了发展道路。

- 2017 年 11 月，工信部正式发布 5G 系统频率使用规划。

- 2017 年 12 月，发改委发布《关于组织实施 2018 年新一代信息基础设施建设工程的通知》，要求 2018 年将在不少于 5 个城市开展 5G 规模组网试点，每个城市 5G 基站数量不少于 50 个、全网 5G 终端不少于 500 个。

- 2018 年，中央经济工作会议明确将加快 5G 商用步伐作为 2019 年的重点工作。

- 2019 年 6 月 6 日，工信部正式向中国移动、中国联通、中国电信、中国广电发布 5G 商用牌照，意味着 5G 商业化正式拉开帷幕。

- 2019 年 6 月 21 日，在工信部的支持下，郑州大学第一附属医院和中国信息通信研究院牵头，联合医疗机构、企业、高校、科研单位共同发起成立了 5G 医疗健康工作组（见图 4-1），旨在推动产、学、研、用四维一体的 5G 智慧医疗应用示范，加强 5G 网络与医疗行业的深度融合。

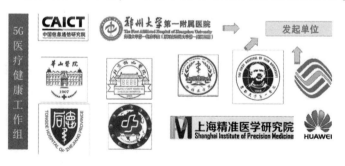

图 4-1 5G 医疗健康工作组发起单位

国家层面在 **5G** 技术发展方面频频出招，各地方也摩拳擦掌，纷纷出台 **5G** 利好政策，为抢占 **5G** 产业发展的先机而积极准备。各省市 **5G** 利好政策出台情况。

- 2018 年 5 月，广东省人民政府办公厅发布《关于印发广东省信息基础设施建设三年行动计划（2018—2020 年）的通知》。

- 2018 年 6 月，河北省人民政府办公厅发布《关于加快推进第五代移动通信基站规划建设的通知》。

- 2018 年 8 月，浙江省人民政府发布《关于加快推进 5G 产业发展的实施意见》。

- 2018 年 8 月，海南省人民政府办公厅印发《海南省信息基础设施水平巩固提升三年专项行动方案（2018—2020 年）》，提出要大力推进全省 5G 网络建设落地。

- 2018 年 8 月，吉林省委办公厅、省政府办公厅印发《关于推动第五代移动通信网络建设的实施意见》。

- 2019 年 5 月，江苏省人民政府办公厅发布《关于加快推进第五代移动通信网络建设发展若干政策措施的通知》。

- 2019 年 5 月，广东省人民政府办公厅发布《广东省加快 5G 产业发展行动计划（2019—2022 年）》。

- 2019 年 6 月，河南省人民政府办公厅印发《关于加快推进 5G 网络建设发展的通知》。

- 2018 年 6 月，深圳市出台《深圳市第五代移动通信产业创新发展行动计划（2018—2020 年)》，提出要建成基础设施完备、生态体系健全的 5G 创新中心目标。

- 2019 年 1 月，北京市发布《北京市 5G 产业发展行动方案（2019—2022 年)》，提出要构筑高端高新的 5G 产业体系。

- 2019 年 7 月，成都市出台《成都市促进 5G 产业加快发展若干政策措施》，提出要打造具有全球影响力的 5G 产业聚集地。

（2）研发能力推动，我国 5G 研发位居全球领先梯队

2013 年 2 月，工信部、发改委和科技部共同组建了IMT－2020（5G）推进组，推进 5G 标准制定和商用落地。此后，我国从国家层面到地方层面，均大力推动 5G 相关研发工作。2016 年 1 月，中国信息通信研究院正式启动 5G 技术试验；9 月，IMT－2020（5G）推进组完成 5G 关键技术验证。2017 年 11 月，工信部发布通知，正式启动 5G 技术研发试验第三阶段。2018 年 1 月，5G 技术研发试验第三阶段规范正式发布；9 月，IMT－2020（5G）推进组公布中国 5G 技术研发试验第三阶段 NSA（非独立组网）测试已全部完成；12 月，我国三大基础电信运营商 5G 频谱分配方案完成（见图 4－2）。截至 2018 年 6 月，我国已建设形成由 17 个高性能计算中心构成的国家高性能计算服务环境，资源能力位居世界前列。根据 HIS Markit 预测，在 2020—2035 年期间，美国和中国将分别投入 1.2 万亿美元和 1.1 万亿美元，有望主导 5G 研发与资本性支出。中国 5G 研发投入将约占全球投入的24%。

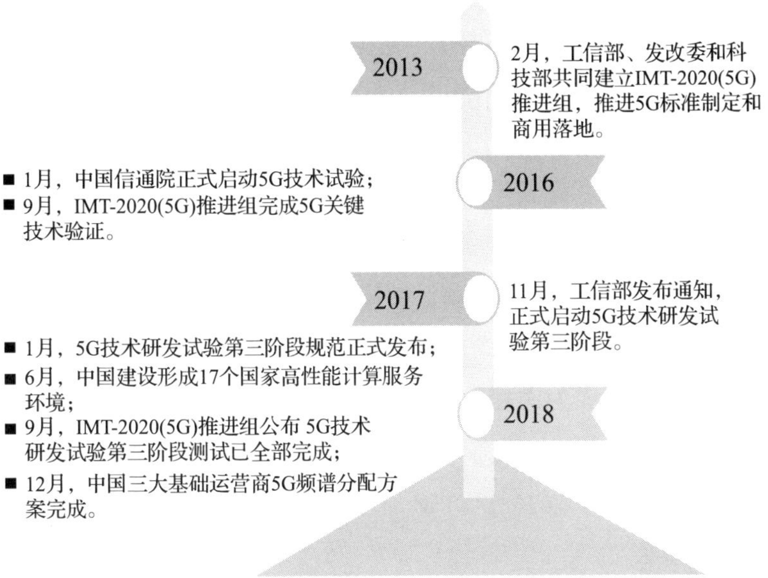

2013 2月，工信部、发改委和科技部共同建立IMT-2020(5G)推进组，推进5G标准制定和商用落地。

- 1月，中国信通院正式启动5G技术试验；
- 9月，IMT-2020(5G)推进组完成5G关键技术验证。

2016

2017 11月，工信部发布通知，正式启动5G技术研发试验第三阶段。

- 1月，5G技术研发试验第三阶段规范正式发布；
- 6月，中国建设形成17个国家高性能计算服务环境；
- 9月，IMT-2020(5G)推进组公布5G技术研发试验第三阶段测试已全部完成；
- 12月，中国三大基础运营商5G频谱分配方案完成。

2018

图4-2 我国5G研发大事记

从信息技术专利布局来看，《2018年信息技术领域专利态势分析报告》显示，2017年中国信息技术领域专利申请量共计398.6万件，专利合作协定（Patent Cooperation Treaty，PCT）国际专利申请量达4.89万件，首次排名全球第二。其中，全球5G专利中国阵营占首位。截至2018年年底，在欧洲电信标准化协会（European Telecommunications Standards Institute，ETSI）声明的5G标准专利量超过1000件的企业有华为、诺基亚、LG、爱立信、三星、高通和中兴。其中，华为以1970件5G声明专利排名第一，占比达17％；此外，中兴以1029件专利声明排名第6，占比 9%；大唐以 543 件专利声明排名第 9，占比 5%。中国三家企业的专利声明总量为 3542 件，占总声明量的 31%。第五届世界互联网大会上发布的《中国互联网报告 2018》显示，中国 5G 研发处于全球公认的领先梯队。

（3）需求导向，5G 技术特性完美贴合医疗服务需求

健康是人类永恒的主题，也是社会文明进步的重要标志。近年来，远程医疗、移动医疗、互联网医疗等新型诊疗模式逐渐走进大众视野，成为医疗健康领域的重要组成部分。调查报告显示，中国互联网医疗健康行业将急速扩张，2016 年市场规模达 109 亿元，预计 2026 年将增加至 1980 亿元，年复合增长率为 33.6%。

在新型诊疗模式发展中，信息通信技术提供了重要的基础支撑作用。然而，传统的网络接入类型繁杂、安全性低、性能不足等，严重限制高并发的物联网、大容量的全高清影像、VR 视频传输，无法满足低延时的远程手术需求，影响远程医疗、远程急救等应用开展效果。5G 满足了新型医疗健康服务模式的网络需求，将进一步提升医疗服务质量，拓展更多应用场景，为医疗健康行业的蓬勃发展带来无限可能。

4.1.2　5G + 医疗健康产业链

5G + 医疗健康产业链分为上游、中游、下游三部分（见图 4 - 3）。

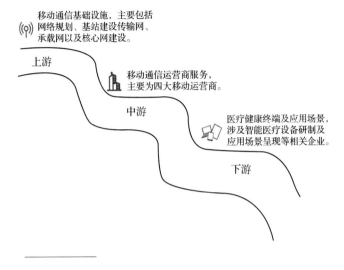

图 4 - 3　5G＋医疗健康产业链示意图

　　上游：移动通信基础设施，主要包括网络规划、基站建设、传输网、承载网以及核心网建设等方面，这是 5G 规模组网建设的基础。目前全球通信设备商主要包括华为、爱立信、新诺基亚、中兴通讯和三星。中国的华为、中兴已占据了全球通信设备的半壁江山，中国设备商未来有望引领全球 5G 发展。当前，5G 建设是运营商工作的重中之重，各大运营商已经开始布局基站、频段以及相关的物联网场景建设工作。2019 年，国家发改委等有关部门已批准中国移动、中国联通、中国电信在部分城市试点建设 5G 网络。总体来看，5G 建设部署时序将从东南沿海地区首先发展，随着西向深入，发展时序越来越靠后。

　　中游：移动通信运营商服务，主要为中国移动、中国联通、中国电信、中国广电四大移动运营商。据悉，中国移动、中国联通、中国电信三家运营商准备在 2019 年总共投入近 400 亿元资金推动 5G 基站建设，在 50 个重点城市开展规模组网。中国广电也于 2019 年 7 月开通首个 5G 试点应用。

下游：医疗健康终端及应用场景，涉及智能医疗设备研制及应用场景呈现等相关企业。医疗健康终端主要是信息的发出端和接收端，它们既是信息采集的工具，也是信息应用所依附的载体，通过传感设备、可穿戴设备、感应设备等智能终端实现信息的采集和展示。包括运营商在内的部分企业开始推出各类型 5G 终端设备，加快 5G 生态构建，启动 5G 在医疗健康领域的垂直应用。

4.1.3 中国 5G+医疗健康的市场发展前景

（1）5G+医疗健康市场潜力巨大

据前瞻产业研究院测算，2012—2018 年中国互联网医疗行业市场规模增速持续上升，2018 年市场规模达 491 亿元，为 5G 在医疗领域的深入发展奠定了良好的市场基础。据毕马威测算，5G 技术主要垂直行业的全球市场潜在价值可达 4.3 万亿美元，其中医疗保健是能够实现收益最大化的 5G 技术应用领域之一，全球市场潜在价值可达 4050 亿美元。

5G 正在进入千行百业，其中 5G 医疗是重要分支，全球运营商都在这个领域发力。据前瞻产业研究院发布的《中国智慧医疗

建设行业市场前瞻与投资规划分析报告》统计数据显示，2016 年
我国智慧医疗行业投资规模已达 437 亿元，2017 年达到 552 亿元
左右。截至 2018 年年底，超 700 亿元。预计 2019 年我国智慧医疗
行业投资规模将达 880 亿元，2020 年将突破千亿元（见图 4 - 4）。

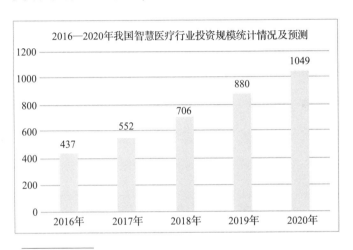

图 4 - 4　我国智慧医疗行业投资规模（亿元）

（2）中国 5G 用户规模居全球首位

据第五届世界互联网大会上发布的《中国互联网报告 2018》
显示，中国光纤用户占比居世界首位，4G 用户渗透率进入全球
前五。根据全球移动通信协会发布的报告显示，到 2025 年，全
球 5G 用户规模预计达 13.6 亿。其中，中国 5G 用户总数达 4.54
亿，全球居首；欧洲 5G 用户总数 2.03 亿，位居第二；美国 5G
用户总数则可达 1.89 亿；日本 5G 用户数量将达 9500 万，韩国

5G用户数量达3700万（见图4-5）。

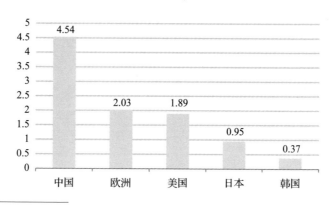

图4-5　全球移动通信协会预计2025年各国5G用户数量（亿）

4.2　5G + 医疗健康的产业图谱

4.2.1　产业图谱概述

从理论视角分析，产业图谱的出现源于产业集聚理论的产业链研究应用。产业图谱可以形象地表示出以产业"一业为主"的集聚特征所逐渐形成的生产资料与产成品、主导企业与辅助企业、上游生产与下游生产等的结合关系，还可以揭示各种要素的有机结合形式。聚焦5G + 医疗健康领域，研究其产业图谱，不仅可以梳理出其产业内部各种运作要素之间的连接关系，也可以反映出5G + 医疗健康企业之间的供应关系和价值形成。本节将以宏观维度——生态层面与模式层面，中观维度——平台层面与产品层面，微观维度——数据层面与技术层面三个维度展开5G＋医疗健康产业图谱的整理和分析（见图4-6）。

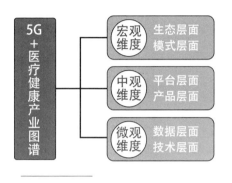

图4-6　5G＋医疗健康的产业图谱示意图

一是宏观维度。互联网、人工智能和5G技术的飞速发展，快速推动以患者为中心的医疗数据网络的形成，推动医疗行业生态和运营模式变革（见图4-7），智慧医疗随着互联网特别是移动互联网的发展迎来爆发。其中，在生态层面上，在国家政策、技术的共同驱动下，基于全民健康信息化和健康医疗大数据的智慧医疗体系正在形成，开始形成跨空间、跨部门的医疗体系融合应用雏形。区域内，形成了智慧医院系统、区域卫生系统、家庭健康系统和个人健康系统为一体的智慧医疗系统；区域之间，医疗机构跨地区合作，以数据共享为基础的医联体正快速形成，在区域卫生系统统一数据标准的基础上，有效地解决地区医疗需求和资源流通性问题。对于医疗企业的分布，在中国2751家智慧医疗企业中，北京、广东、上海、江苏、浙江五大产业集聚区已经形成。在模式层面上，以智能硬件（智能温度计、智能血压计、智能胎心仪、智能血糖仪等）、远程医疗（跨地区、跨医院远程医疗协作协同）、移动医疗（预约挂号、问诊、患者社区、医药电商、互联网医院等）、医疗信息化（HIS、PACS、MIS、电子病历、转诊平台等）为核心的产业集群也基本形成。

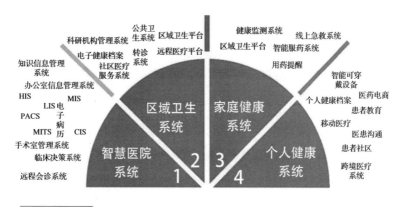

图4-7　5G医疗健康产业生态

二是中观维度。 在平台层面上，国内外科技巨头均重视智慧医疗的布局与应用。IBM在2006年启动Watson项目，于2014年投资10亿美元成立Watson事业集团。Watson是一个通过人工智能技术，从非结构化数据中洞察数据规律的技术平台。目前该系统已应用于肿瘤、心血管疾病、糖尿病等领域的诊断和治疗，并于2016年进入中国市场，在国内众多医院进行了推广。阿里健康以云平台为依托，结合自主机器学习平台PAI2.0构建了坚实而完善的基础技术支撑。阿里健康与浙江大学医学院附属第一医院、浙江大学医学院附属第二医院、上海交通大学医学院附属新华医院等医院以及第三方医学影像中心建立了合作伙伴关系，重点打造医学影像智能诊断平台，提供三维影像重建、远程智能诊断等服务。腾讯在 2016 年建立了人工智能实验室 AI Lab，专注于 AI 技术的基础研究和应用探索，建立人工智能的内核模型，并对健康风险进行预警、精准诊疗和个性化医疗。在产品层面上，腾讯在 2017 年 8 月推出了自己首个应用在医学领域的 AI 产品——腾讯觅影，把图像识别、深度学习等技术与医学跨界融合，可以辅助医生对食管癌进行筛查，有效提高筛查准确度，促进准确治疗。除了食管癌，腾讯觅影也将支持肺癌、糖尿病性视网膜病变、乳腺癌等病种的早期筛查。

三是微观维度。巨头的不断涌入、资本市场快速布局、政策推动以及政府医疗数据不断开放，加上 5G 和人工智能技术，智慧医疗的全面感知时代已经来临。在数据层面，智慧医疗正联通医疗各个环节，海量数据将急速增加。国际数据公司 IDC 预测截至 2020 年，医疗数据量将达 40 万亿 GB，是 2010 年的 30 倍。同时数据生成和共享的速度迅速增加，导致数据加速积累。在技术层面，通过高端物联网、传统和移动互联网、大数据、云计算及人工智能技术，基于健康档案区域医疗信息平台，有效实现以患者为中心，患者、医务人员、医疗机构、医疗设备厂商四方联动的跨地区的医疗服务模式。

4.2.2　产业生态链分析

5G 技术与医疗健康结合，将会打破电信和医疗这两个重要领域的原有产业链，形成新型的产业生态链（如图 4 - 8 所示）。

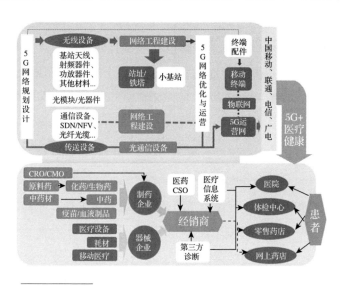

图 4 - 8　5G + 医疗健康产业生态链条示意图

伴随 5G 技术的快速发展，未来 5G 终端将被广泛应用在人们的日常生活中，包括医疗健康等各个场景。总体来看，未来 5G 终端主要运用在移动互联网和物联网这两大领域。其中，移动互联网可以为用户提供增强现实、虚拟场景、超高清视频等业务，主要有智能手机、5G 模块、VR/AR 产品、无人机等。根据 C114 通信网数据，截至 2019 年 7 月 21 日，全球公布的 5G 终端总数为

94 款，相比 6 月增长近40%。其中智能手机有 25 款，5G 模组23款，CPE23 款。物联网可以提供智能家居、移动医疗、车联网等业务。随着移动互联网和物联网的发展，未来终端将会与云计算、大数据融合，向高传输、便携式、智能化、多元化方向发展。

从5G 与医疗健康领域的结合层面看，医疗健康领域涉及制药企业、医疗器械生产企业和中间的经销商以及最终的医疗服务提供机构。在药品生产方面，涉及原料药和中药材等的采购，以及智能化的生产设备。借助 5G 技术能够实现万物互联，以智能制药工厂为代表的生产系统，将能够全方位、随时随地地感知到零部件、设备、产品的整体运行状态，及时进行零部件的传递、派单生产和药品交付，同时进行实时设备监控、药品运营状态运维等服务。同时，生产效率的提升，有利于降低生产成本。5G技术的广泛运用，将进一步打通上下游产业，有利于加大国产制药装备自主创新力度，助力产业走高质量路线。

在医疗器械方面，医用机器人、大型医疗设备、应急救援医疗设备和可穿戴设备等方面将出现突破性进步。未来，在市场和临床应用方面将催生新的"药品＋器械一体化"的模式，在医疗机构的诊疗和患者健康保健中发挥协同作用，医疗器械行业将引入大量的创新产品，根本性地颠覆传统诊断和治疗手段。在家用移动医疗设备方面，主要涉及诊断监测类仪器，如智能血压计、智能血糖仪等；治疗类设备，如家庭个人用智能血液透析机等；

康复类设备，如智能医疗床、智能工作站等。

运用 5G 技术，实现药品和器械的智能配送，打造智能化经销商服务模式。根据医疗信息的互联互通，通过医疗机构、实体药店以及网上药店等向患者提供医药服务。5G 技术可以将优质的医疗资源共享给各个医疗单位，通过 4K 高清视频及基于 VR 的远程指导快速提升基层医疗人员的水平，使更多优质医疗资源得到快速下沉。在医疗健康大数据平台上进行真实的数据研究，为临床辅助决策提供服务。5G 的广泛应用，通过线上线下医院无缝融合，形成一体化联动运行模式，未来我们的医疗将不受时间、地域的限制，实现无国界的医疗服务。

4.3　5G +医疗健康投融资的路径分析

随着互联网信息化的高速发展，新技术、新方法、新模式不断涌现。5G 通信网络满足各种移动化场景下的医疗服务需求，将为医疗健康带来更多的场景应用。2018 年，国务院办公厅发布的《关于促进"互联网＋医疗健康"发展的意见》指出，支持医疗卫生机构、符合条件的第三方机构搭建互联网信息平台，开展远程医疗、健康咨询、健康管理服务；鼓励医疗卫生机构与互联网企业合作，加强区域医疗卫生信息资源整合，预测疾病流行趋势和加强疾病防控等；支持医学检验机构、医疗卫生机构联合互联网企业，发展疾病预防、检验检测等医疗健康服务；鼓励电信企业向医疗机构提供优质互联网专线、虚拟专用网（VPN）等网络接入服务等内容。

5G 在医疗服务领域中的应用前景广阔。2019 年 1 月，安徽电信、中国科学技术大学附属第一医院及相关厂家院企合作共建"智慧医院 5G 实验室"，在智慧手术室、智慧病区、智慧后勤、远程医疗等场景开展应用，探索 5G 技术在便捷就医流程、优化管理模式等方面的应用，引领医疗领域的技术创新，进一步改善就医体验、提升诊疗效率、优化管理模式，使医疗服务更贴近人心。2 月，北京移动携手华为完成了中日友好医院 5G 室内数字化系统部署，为移动查房、移动护理、移动检测、移动会诊等应用提供了 5G 网络环境。3 月，河南移动在郑州大学第一附属医院完成 5G 试验基站部署，郑州大学第一附属医院 5G 实验网 30 个 5G 基站全部开通，这标志着国内首个 5G 医疗实验网建设完成。

医疗机构楼宇医疗设备众多，网络比较复杂，5G 部署需要进行科学论证。5G 在医疗健康领域的应用，需要选择合适的医疗机构，合理的空间布局等，并通过通信设备供应商、电信运营商、医疗器械供应商、医疗机构的共同投资建设。网络建设阶段重点涉及基站天线、射频模块通信备光纤缆、光模块、网络运维等环节，射频器件和光模块厂商将充分受益；网络无线和传输设备约占总投资近 40%，网络运维阶段设备商、运营及 SDN/NFV SDN/NFV SDN/NFV SDN/NFV 解决方案厂商将受益。

4.3.1　5G＋医疗健康投融资概述

投融资为社会经济增长创造条件，但投融资环境很重要，要对投融资风险进行管控。5G + 医疗健康产业是一个新兴的市场，充满着前所未有的机遇与挑战。对 5G + 医疗健康产业进行投融资，有利于推动医疗产业经济发展，有利于推动医疗技术进步与革新，有利于更好地维护人民群众的生命健康。

（1）投资与融资的概念

投资是指一定经济主体为了获取预期不确定的效益而将现期的一定收入转为资本。可以看出，投资是资本的垫付活动，必须花费现期的一定收入。融资是指通过各种方式融通资金的过程，是融资主体根据资金余缺融通的客观需要，运用一定的融资形式、手段和工具（银行贷款、发行债券、融资租赁、无形资产融资、特许权经营等），实现资金的筹集、转化、运用、增值和回偿等融资活动的总称。

（2）5G + 医疗健康投融资活动的主客体

5G + 医疗健康投融资活动的重要主体是企业、金融机构、医疗机构、政府和个人，融资主体和投资主体互动交流，在发展过程中维护医疗健康领域融资秩序和规范，在维护过程中降低医疗健康领域投资风险；5G + 医疗健康投融资活动的重要客体是实物资产、无形资产和金融资产（见图 4 - 9）。其中，实物资产是指经济生活中所创造的用于生产物品和提供服务的资产，包括土地、建筑物、知识、用于提供服务的机械设备和使用这些资源技术人员。其投资主体是直接投资者，也是资金需求者，通过运用

资金直接从事生产经营与服务活动，如购置设备或提供健康
服务。

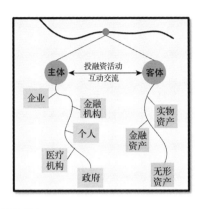

图 4-9 "5G + 医疗健康" 投融资活动的主客体

无形资产是指企业拥有或者控制的没有实物形态的可辨认非
货币性资产。主要包括专利权、非专利技术、商标权、著作权、
土地使用权、特许权等。金融资产是指单位或个人所拥有的以价
值形态存在的资产，是一种索取实物资产的无形的权利。主要包
括库存现金、银行存款、应收款项、应收票据、贷款、其他应收
款项、股权投资、债权投资和衍生金融工具形成的资产。金融资
产的最大特征是能够在医疗健康市场交易中为其所有者提供近期
或远期的货币收入流量。其投资主体是间接投资者，也是资金供
应者，它们通过向信用机构存款，进而由信用机构发放贷款，或
通过参与基金投资和购买有价证券等向医疗金融市场提供资金。

4.3.2 医疗健康投融资现状分析

从投融资规模看，根据前瞻产业研究院发布数据（图 4 - 10），
2016—2018 年我国智慧医疗行业投资规模分别达到 437 亿元、
552 亿元、706 亿元。预测 2019 年我国智慧医疗行业投资规模将
达 880 亿元，2020 年有望突破千亿元。根据投中研究院统计数据
（图 4 - 11），2013—2018 年我国医疗健康行业融资案例数分别为
210 例、340 例、714 例、724 例、569 例和 776 例，其年均增长
率为 29.88%；融资规模分别达到 15.22 亿美元、31.15 亿美元、
62.14 亿美元、61.38 亿美元、71.04 亿美元和 104.01 亿美元，其
年均增长率为 53%。2018 年，有 25 家企业融资规模超过 1 亿美元，
融资总额 56.8 亿美元。在医疗健康行业交易中，2018 年医疗服务
融资交易数量占 30%，医疗信息化融资交易数量占 5%；医疗服务
融资交易规模占 23%，医疗信息化交易规模占 3%。

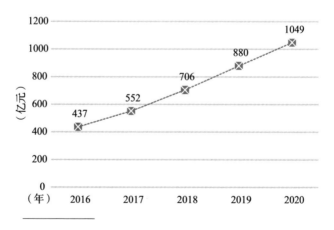

图 4 - 10　智慧医疗行业投资规模发展趋势

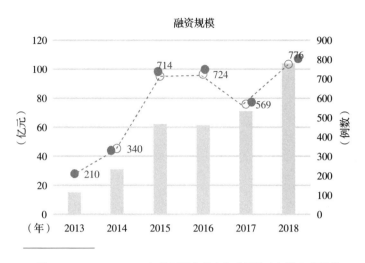

图 4 - 11　2013—2018 年我国医疗健康行业融资案例数及规模数

从行业并购规模看，根据投中研究院统计数据（图 4 - 12），2013—2018 年医疗健康行业宣布并购案例数分别为 271 例、348 例、564 例、494 例、444 例和 568 例，其年均增长率为 15.95%；宣布并购规模分别达到 80.65 亿美元、134.43 亿美元、308.66 亿美元、203.68 亿美元、223.40 亿美元和 315.08 亿美元，其年均增长率为 31.33%。2013—2018 年医疗健康行业完成并购数量140 例、166 例、299 例、243 例、219 例、227 例，其年均增长率为 10.15%，实际完成并购总数占宣布并购案总例数的比例平均为 48.12%；完成并购规模分别达到 51.89 亿美元、72.19 亿美元、180.32 亿美元、120.05 亿美元、104.35 亿美元和 140.32 亿美元，其年均增长率为 22.01%，实际完成并购规模占宣布并购规模的比例平均为 41.77%。

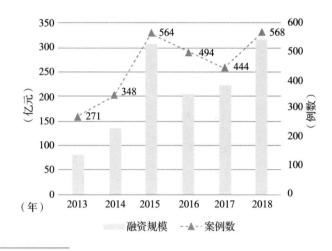

图 4-12   2013 - 2018 年医疗健康行业宣布并购案例数及规模数

从火石创造投融资数据库的融资案例数看，2018 年医疗健康产业的主要投资地区分布在北京、上海、广东、江苏和浙江等经济发达省份（图 4 - 13）。其中，在医疗健康产业的融资优势方面，北京市主要表现在医疗服务（26 例）、体外诊断（24例）、人工智能（21 例）、医疗器械（20 例）等产业上，上海市主要表现在药品（35 例）和医疗器械（24 例）上，广东省主要表现在体外诊断（20 例）、移动医疗（14 例）上，江苏省主要表现在药品（21 例）、医疗器械（15 例）和体外诊断（14例）上，浙江省主要表现在医疗器械（17 例）和药品（15例）上。

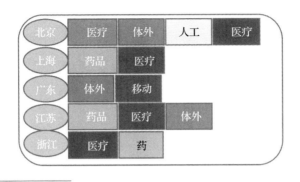

图4-13 2018年医疗健康产业的主要投资地区分布情况

总之，医疗健康产业的投融资案例比较多，投融资规模比较大，但是5G技术应用在医疗健康领域的投融资处于起步阶段，必须加大力度促进5G与医疗健康领域深度融合，加快5G在医疗健康领域的投融资速度，有效赋能远程医疗、远程超声、医疗影像、远程手术、远程监护、智慧导诊、AI辅助诊断、急救车载、医院数字化服务及医疗健康大数据等方面的发展，切实提升广大患者在医疗健康领域的获得感，助力健康中国建设。

4.3.3 医疗健康投融资机制及策略分析

(1) 国家政策环境分析

国家相关政策文件对医疗健康投融资活动影响较大，因此在此对近几年的政策文件进行梳理（图4-14）。2014年9月，国务院发布《关于加强地方政府性债务管理的意见》，正式提出推广使用政府和社会资本合作模式，鼓励社会资本通过特许经营等方式，参与有一定收益的公益性事业的投资和运营。政府通过特许经营权、合理定价、财政补贴等事先公开的收益规则，使投资者有长期稳定收益。2015 年，财政部等三部门发布《关于在公共服务领域推广政府和社会资本合作模式指导意见的通知》，提出在医疗、卫生等公共服务领域，鼓励采用政府和社会资本合作模式，吸引社会资本参与。2016 年，《中共中央国务院关于深化投融资体制改革的意见》作为我国历史上第一份以党中央国务院名义印发实施的投融资体制改革文件，明确了投融资体制改革的顶层设计，新一轮投融资体制改革全面展开。

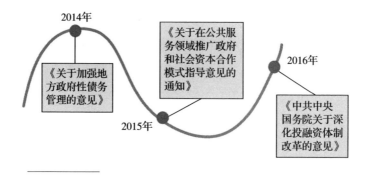

图 4－14　医疗健康投融资相关政策文件梳理

医疗健康领域属于社会公益服务领域，不能完全交给市场。医疗健康服务部门可以根据需要和财力状况，通过特许经营、政府购买服务等方式，在医疗、养老等领域采取单个项目、组合项目、连片开发等多种形式，扩大公共产品和服务供给。合理把握价格、土地、金融等方面的政策支持力度，稳定项目预期收益。

在风险可控的前提下，逐步放宽保险资金投资范围，创新资金运用方式。鼓励通过债权、股权、资产支持等多种方式，支持重大民生工程等领域的项目建设。充分发挥政策性、开发性金融机构积极作用；完善保险资金等机构资金对项目建设的投资机制；加快构建更加开放的投融资体制。

随着医疗健康投融资领域的市场化、法治化和科学化水平的提升，医疗市场的活力进一步被释放，医疗企业主体的动力被大大激发，逐步形成了投资主体多元化、资金来源多渠道、投融资方式多样化、医疗项目建设管理市场化的投融资格局。

（2）5G + 医疗健康投融资模式分析

5G + 医疗健康投融资模式涉及投资主体、投融资方式、投融资运行机制和投融资的宏观调控等内容。以医疗机构 5G 网络应用部署为例，5G + 医疗健康产业涉及的四大投资主体（图 4 - 15），包括 5G 通信设备供应商、5G 运营商、医疗机构、医疗设备与器械供应商。其中，5G 通信设备供应商属于 5G 产业链的上游企业，主要负责的是通信设备供应及网络建设，如设备和传输网、承载网、核心网的建设。5G 运营商主要负责医疗机构相关 5G 设备的安装、运营以及维护等工作，而且承担了 5G 网络的建设投资。医疗机构主要提供了 5G 试验所需的场地、医务人员及患者，并为置于 5G 环境的医疗场景试验提供必要的人力、物力和财力支持。5G 医疗设备与器械供应商主要负责相关医疗设备器材的升级改造，包括多功能检测仪、心电图机、超声仪、可穿戴设备等。

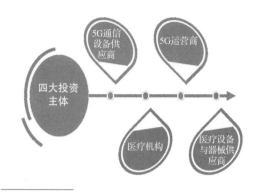

图 4 - 15　5G + 医疗健康产业涉及的投资主体示意图

(3) 5G + 医疗健康投融资路径分析

投融资路径是指 5G + 医疗健康的主体筹集资金的渠道和方法、筹集资金运作模式,具体包括资金的经营方式、回收方式、5G 健康项目建设的组织形式、投资收益分配和投资风险的承担方式等。投融资路径是由投资主体的层次和机构决定的,与所有制及其实现形式、经营方式的转变直接相关。简单来说,就是投融资的决策方式(谁来进行 5G + 医疗健康投资)、投资筹措方式(推进 5G + 医疗健康产业发展的资金来源)和投资使用方式(怎样投资 5G + 医疗健康产业)的总称。

在医疗卫生领域中,逐渐发展起来的投融资模式是 PPP 模式,它是指政府部门、营利性企业和非营利性机构基于医疗项目而形成的相互合作形式,风险由项目参与方共同承担。5G + 医疗健康的投融资模式——PPP(Public-Private-Partnership)(图 4 - 16),其包括:

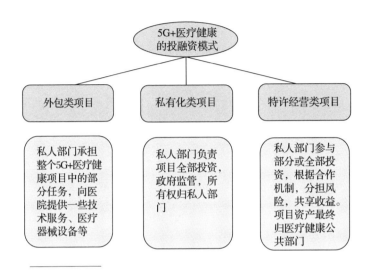

图4-16　5G+医疗健康投融资模式示意图

1）外包类项目，私人部门（5G通信技术、医疗器械设备等供应商）承担5G+医疗健康项目中的部分任务，私人部门可以向医疗机构投资一些技术服务、医疗器械设备等。

2）私有化类项目，私人部门负责项目全部投资，由政府监管，利润、所有权归私人部门，这在5G+医疗健康领域相对较少。

3）特许经营类项目，私人部门参与部分或全部投资，根据合作机制，分担风险，共享收益。项目资产最终归医疗健康公共部门。比如，BOT模式（Build-Operate-Transfer，建造—运营—移交），即社会资本需要承担5G在医疗健康领域的设计、建设、运行管理、维护等，私人部门不承担风险，项目资产和所有权最终归政府；LOT 模式（Lease-Operate-Transfer，租赁—运营—移交），即把原有及新建公共资产的运营维护等交给私人部门，政府保留医疗健康公共资产的投资职责和所有权；TOT 模式（Transfer-Operate-Transfer，转让–运营–移交），即私人部门购买全部或部分项目所有权，并进行开发建设，在约定期限内收回成本并取得合理回报，特许经营期满后，将产权移交给医疗健康公共部门；ROT 模式（Rehabilitate-Operate-Transfer，改建—运营—移交），即政府在 TOT 模式的基础上，增加改扩建内容的项目运作方式，合同期限一般是 20～30 年。

5G＋医疗健康的投融资运行机制要求投融资活动全过程遵循相应的基本原则、规范和程序，为投融资活动顺利进行提供机制保障。私人部门和公共部门签署合作协议（比如，中国移动、中国联通、中国电信等各自与医疗机构签署 5G＋医疗健康战略合作协议），明确投资 5G＋医疗健康的经济运行目标和动力，确定投融资利益相关方的信息沟通方式，强化 5G 技术在医疗健康领域投资活动的激励约束机制。简单来说，5G＋医疗健康投融资运行机制就是运用市场调节与宏观调控相结合的方式，规范 5G＋医疗健康的投资行为及投资管理策略，保障投融资活动正常运行和可持续发展，以提升医疗健康投资效益。

投融资的宏观调控主要依靠政府部门，即政府对投资主体和经营活动进行干预管理的体系和方法。医疗卫生服务领域不是单纯的市场经济领域，它具有社会公益性和福利性。政府投融资是政府为实现一定的医疗健康产业政策或其他政策目标，强化宏观调控功能，以信用为手段直接或间接地有偿募集资金，并根据国家相关法规，采取投资或融资的方式，将资金投向急需发展的部门或事业单位的一种资金融通活动。

5G 技术应用到医疗健康领域，不能以利润最大化为目标，还要兼顾医疗健康服务的社会福利性和社会公益性。换句话说，仅仅依靠市场调节不利于政府对医疗健康投资总量、结构和布局的监管，阻碍了医疗健康产业发展。建立完善的政府宏观调控体系和机制，可以对 5G 医疗健康服务的投资主体及其行为进行调节和管控。

4.4 5G + 医疗健康的商业盈利模式

随着科技赋能、政策助力，互联网医疗行业显示出了巨大的发展潜力和爆发式的增长，5G 技术的发展颠覆了传统的医患诊疗关系，然而行业仍需探索 5G + 医疗健康产业的盈利模式。AI 技术、物联网、医疗保险、医保机构及医药电商和大数据的融入，5G + 医疗健康的商业盈利模式逐步呈现多主体，并趋于达成一致。

4.4.1 5G + 医疗健康涉及各方业务主体

5G + 医疗健康产业涉及的业务主体主要有患者、医疗金融、医生、医疗服务运营机构、平台服务运营商及医药电商等（见图 4 - 17）。

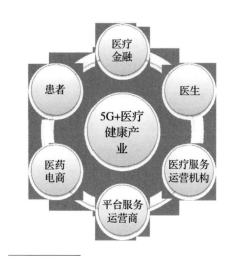

图 4 - 17   5G + 医疗健康各方业务主体

（1） 患者

患者是 5G + 医疗健康产业实现盈利的主要利润源之一，同时也是感知设备及 5G + 医疗健康终端应用的最主要的主体之一。

（2） 医疗金融

医疗金融是指在医疗保险活动过程中具体负责承办医疗保险费用的筹集、管理和支付等医疗保险业务的机构或组织，即医疗保险系统中的保险人，包括医疗卫生体制、基本医疗保险和商业医疗保险。

（3） 医生

医生作为平台服务运营商设备主要使用者，是患者和平台服务运营商及医疗服务运营机构的纽带，在5G＋医疗健康产业中扮演着连接作用。

（4）医疗服务运营机构

医疗服务运营机构包括医院等服务提供机构和医疗器械商等医疗器械提供机构。医疗服务运营机构作为5G＋医疗健康产业的主要载体，连接着平台服务运营商、患者及医生等，依托平台服务运营商提供的平台开展业务，为医院提供先进的医疗器械，医生凭借其所提供的医疗器械为患者提供更为优质的医疗服务。

（5）平台服务运营商

平台服务运营商拥有云计算、移动宽带、物联网和光纤等基础措施，可以依托高速光纤网络、云计算与医院合作推进预约挂号、移动应急医疗、远程诊疗等服务。

（6）医药电商

医药电商提供了一种新的医药消费模式，是患者、医生、医疗服务运营机构和平台服务运营商的重要联络主体。

4.4.2　5G＋医疗健康产业盈利模式探索

三种主流的5G＋医疗健康产业商业盈利模式分别为：基于患者的轻问诊模式、基于医药电商的自营＋代销模式、基于医疗服务运营机构的平台式模式。

（1）基于患者的轻问诊模式

远程会诊是 5G + 医疗健康在远程医疗应用的主要场景之一，基于 5G 网络高速率的特性，实现远程高清会诊及医学影像数据的高速传输与共享，让专家能随时随地开展会诊，提升诊断准确率和指导效率，促进优质医疗资源下沉。

线上多学科专家的共同轻会诊可有效降低误诊风险，也为后期线下就医提供了更有效的参考意见；疑难杂症在基层医院检查后，通过基层医院网点，远程连接到北京、上海、广州等顶级医院的专家进行诊断，充分利用了互联网信息传播的即时性，既可及时拿到专家诊断结果为患者后期治疗留下更多的宝贵时间，也能够让更多的患者享有优质的医疗服务。

挂号、问诊是移动医疗最容易切入的点，轻问诊是当前常见的商业实践。轻问诊模式的盈利点集中在诊金分成、患者 VIP 收费等方面。如春雨医生的会员付费、医生咨询分成；好大夫医生诊金分成，流转到药店开放平台的药费分成以及第三方医疗机构的导流费用或检查、手术等费用分成等。

（2）基于医药电商的自营 + 代销模式

医药分离解决了医院、医务人员与药品营销商之间的经济利益关系，为解决看病贵提供了重要的解决途径。

从目前来看，医药电商的自营 + 代销模式是 5G + 医疗健康的主要盈利模式之一。像萌医生、七乐康等医药电商代表，都是采

取的自营 + 代销的模式，以轻问诊引流，通过医药销售来变现。尤其是在国家实施医药分离后，医药电商与药房强势补缺医院药品，将会迎来很大的盈利变现能力。

萌医生的盈利点在于医生咨询费分成、药企分成、自营药店零售收入等方面，未来也将融入新零售、健康保险、药企数字营销等方式变现。

(3) 基于医疗服务运营机构的平台式模式

医疗服务运营机构作为患者、医生、医药电商、医疗金融及平台服务运营商的重要连接（见图 4 - 18），可以为患者提供就医途径及平台、为医生提供服务对象来源，同时是平台服务运营商连接患者和医生的重要纽带，此外还是医疗金融实现的重要机构之一。

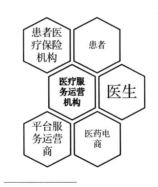

图 4 - 18　基于医疗服务运营机
构的平台式模式

4.5　5G + 医疗健康的策略趋势及商业热点

4.5.1　5G + 医疗健康产业发展建议

（1）分阶段组网建议

对于有意愿、有条件的医院，可根据自身情况与运营商结合分阶段实施 5G 医疗网建设：

第一步，建设院内医联网。建议由运营商进行专业的网络规划和部署，统一考虑医疗设备和医疗业务的通信需求。实现院内 5G 专用网络全覆盖，此时，医院可开展基于医疗设备数据无线采集的医疗监测与护理类应用，提高医疗工作效率。

第二步，建设院间远程医联网和应急救援医联网。对于院间远程医联网，可与运营商洽谈开通院间 5G 医疗专网以保障远程医疗的服务质量；对于应急救援医联网，可通过运营商已经广域覆盖的 5G 宏基站接入院内医联网或应急救援平台，实施应急救援业务。此时，医院可开展基于视频与图像交互的医疗诊断与指导类应用，实现急救、院内和院间无线全连接医疗，提升急救响应速度和医疗协同工作能力。

第三步，借助完善的 5G 医联网和未来演进能力，开展健康管理类和基于视频能力反馈的远程操控类应用的研发，研究全方位、全周期的健康管理和远程手术等创新技术。

（2）产业链伙伴关系

5G 医联网的产业链涉及芯片模组厂商、医疗设备商、ICT 解决方案提供商、网络运营商、医疗信息化服务商、医院和行业监管与标准制定单位（卫健委和工信部等），产业链关系如图 4 - 19 所示。

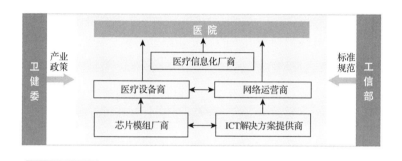

图 4 - 19　5G 医联网产业链

卫健委和工信部进行标准研究和行业规范制定，医疗设备商和芯片模组厂商推动 5G 医疗设备研发，医疗信息化厂商推进医疗智能化，ICT 解决方案提供商、网络运营商和医院开展 5G 专用网络建设，共同推动 5G 医联网健康快速发展。

（3）技术研究、验证和创新示范

在 5G 医联网应用示范项目中，利益相关方要针对医疗设备、无线网络设备和医疗行业 5G 新技术进行进一步研究和验证，提供创新示范应用方案，完善和推动 5G 医联网的端到端（D2D）

应用成熟。

（4）产业政策引导与鼓励

5G 医联网产业的健康发展离不开标准规范，在工信部的支持下，中国信息通信研究院联合产业界共同发起成立了 5G 应用产业方阵，下设的 5G + 医疗健康工作组正在联合相关医院、企业、运营商等产业链上下游，加快开展 5G 通信模组规范、5G 医联网建设及分级评估规范等的研究和制定工作，为无线医联网产业推进与建设提供指导与支持。

为推进医疗效率的提升，促进医疗供给侧与需求侧的平衡，促进医疗行业向无线化、远程化和智能化方向发展，产业政策层面需要推进 5G 医联网建设指导意见及评估规范的出台与落地。在相关标准规范制定的同时，鼓励有条件的医院先试先行，开展 5G + 医疗健康网络建设和应用研究。

4.5.2　5G + 医疗健康发展策略与趋势

（1）传统医院普遍采用数字化转型策略，并且近两年转型速度大幅加快，其技术支持呈现"万物互联"的发展特征

医疗健康行业的数字化转型起步较早，但是发展程度相对缓慢。之前的医院数字化转型策略主要是围绕业务的流程化，而随着大数据、人工智能、5G 技术的发展，单独业务的转型易导致与其他业务之间的壁垒。新的数字化转型趋势是通过医疗

物联网、医疗云、医疗大数据应用等信息技术，打破医院各科室间在传统医疗模式下信息孤立的局限性，使各部门实现有效的协调和互补，提高医务人员的工作效率。随着信息技术的高速发展，智慧医疗势必将成为现代社会医疗健康卫生事业发展的大趋势。

在智慧医疗生态（见图4－20）下，医院将实现全方位感知患者，通过相关设备、系统和流程，做到实时感知、测量、捕获和传递患者信息。第一，实现全方位自动信息采集，物联化；第二，实现及时有效的传输，互联化；第三，最关键是智能决策支持。只有将这三个核心要素融为一体，实现信息资源的共享和依存，才能实现智慧医院的智慧功能，达到为人服务的最终目标。与此同时，借助云计算、物联网、5G技术等新兴技术构建新的ICT整合平台和解决方案，联手合作伙伴将推动全流程、全数据的数字化转型。信息的开放和联接，不仅帮助了医生和病人的沟通，更重要的是在医护之间、科室之间与机构之间实现了业务的协同。如此才能使得整个医疗健康数据开放、共享，以及有效地交换，不仅仅提高了医护人员的服务效率，提供更多、更好的服务，同时让患者有更好的健康服务获得感，从而帮助医院管理者、政策监督者获得更准确的监控信息，提高政府的管理水平和政策能力。

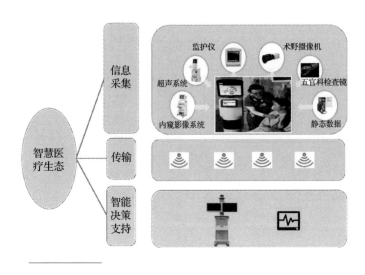

图 4 - 20　智慧医疗生态示意图

（2）国内 5G 医疗采用政策扶持供给策略，并且近两年呈现出精准施政的部署趋势，其产业顶层设计折射出资源优化配置的运筹特征

在 5G 产业全面加速发展的关键时期，5G 医疗政策的布局和产业顶层设计优化对于解决智慧医疗当前面临的问题具有重要的意义。国家"十三五"规划纲领中明确提出要推进健康中国，指出智慧医疗和健康服务业的总体目标是通过医疗信息化，全面创新未来的健康理念和医疗体系。2018 年 4 月，《国务院办公厅关于促进"互联网 + 医疗健康"发展的意见》指出，面向远程医疗、医疗信息共享等需求，鼓励电信企业向医疗机构提供优质互联网专线、虚拟专用网等网络接入服务，推进远程医疗专网建

设，保障医疗相关数据传输服务质量。2019 年《政府工作报告》
明确提出，改造提升远程医疗网络，推动移动网络扩容升级，让
用户切实感受到网速更快更稳定。国家卫生健康委员会和工信部
也正在紧密合作，推动 5G 在医疗健康领域的应用。2019 年，两
部委共同指导中国信息通信研究院发起成立医疗健康大数据和网
络创新研究中心。据了解，该中心除了制订远程医疗专网建设相
关工作方案和开展 5G 在健康医疗领域融合应用专题研究外，还
有一个重要工作是与中日友好医院、郑大一附院等单位合作，启
动 5G 医疗示范项目，重点开展基于 5G 网络的移动查房、移动护
理、远程急救、远程会诊、机器人超声等应用研究（图 4－21）。
在政府政策的推动下，5G 医疗产业应着力推动 5G 技术研发和产
业化，促进芯片、终端、医疗系统等医疗产业链进一步成熟，拓
展医疗行业应用场景，利用 5G 技术发展远程医疗、智慧医院建
设等，解决当前医疗行业面临的医疗资源分布不均等棘手问题。

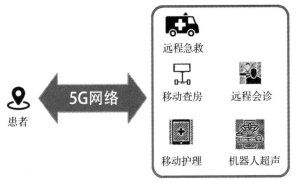

图 4－21　5G 网络支持远程急救等应用场景的开展

（3）终端医疗广泛采用新型 IT 技术支撑的服务资源端对端直达策略，并且移动化应用快速普及，其服务能力体现出高负载和多技术整合的应用特征

目前，多数医院患者随访和日常监测工作，主要依托医生人工建立健康管理档案来完成疾病的预防，增加了医生的工作强度，占用了大量的医疗资源。因此，以智能设备的大规模使用为基础，运用大数据、云存储、MEC、人工智能等技术来进行健康管理的移动医疗成为大势所趋。5G 可承载大规模、高密度的物联网业务，随着智能设备的大量使用，患者身体健康数据将会被记录监测下来，通过云端大数据库分析，对患者健康情况做一个更全面且连续的判断，并向患者推荐个性化的治疗方案。

5G 时代的来临，将加快通信设备的全面升级。5G 时代大量的数据处理以及人工智能分析，对于数据容量、时延、可靠性提出了新的要求。在医疗领域，要掌握有效数据并做出有效判断决策，需要整个体系共同发力，既需要人工智能、云存储、大数据高层有效数据的搜集和分析，还需要底端基础硬件及软件功能的支持，任何一环的缺失，都会影响最终的效果。因此，5G 医疗健康产业发展，不仅需要通信技术进行升级，相关配套产业也必须进行全面升级，才能充分发挥 5G 的技术优势。

（4）5G 医疗健康的产业爆发增长点落脚于 5G 结合人工智能策略的实施部署，并且其对医疗健康服务的创新趋势推动明显，

其智慧医疗健康中的智能属性体现出新兴技术深度参与主导的赋能特征

在医疗健康行业，人工智能应用场景越发丰富，包括医学影像分析、病历与文献分析、辅助诊断、药物研发、健康管理和疾病预测等，人工智能技术也逐渐成为影响医疗行业发展、医疗服务水平提升的重要因素。5G 与人工智能结合可以提供更快的响应速度、更丰富的内容、更智能的应用模式以及更直观的用户体验。5G 可以增强人工智能的处理性能，基于 5G 超大连接和网络切片的垂直行业应用，可以有效解决即时数据传输的效率问题；5G 可以降低人工智能获取数据时的延迟，5G 网络实现了无线高速的低延迟连通，将有效解决运算中由于时间敏感而产生的数据问题；边缘云可以提升计算效率，基于边缘云将业务下沉至网络边缘，以去中心化的工作方式极大提升了人工智能运算效率和可靠性。5G 与人工智能结合赋能智慧医疗，催生的医疗应用场景有医学影像分析、健康管理和疾病预测等（见图 4 - 22）。

在医学影像分析方面，5G 与边缘云提升人工智能的能力，更加精准快速地处理海量医学影像数据，更高效地辅助医生阅片和靶区勾画。5G 不仅是提升网速，更将补齐制约人工智能发展的短板，成为驱动人工智能的新动力。每个人工智能应用都需要一个专属的网络，根据应用需求实时动态地进行调整，满足快速变化的业务需求。而 5G 核心网构建逻辑隔离的网络切片，能提供网络功能和资源按需部署的能力，来满足未来医疗行业多样化的业务需求，为每个人工智能的医疗应用打造一个私人定制的网络。

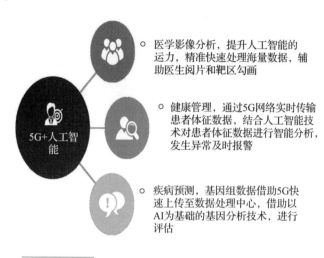

图 4-22　5G +人工智能催生的医疗应用场景示意图

由此可见，5G 网络结合人工智能技术对于催生智慧医疗的创新应用具有重要的推动作用。5G 为庞大数据量和信息量的传递提供了可能性，人工智能将赋予机器人类的智慧，5G 将使万物互联变成可能。二者相结合，会为整个医疗健康领域的发展带来前所未有的提升。

4.5.3　5G +医疗健康行业商业热点

（1）终端应用商业热点：智能化医疗器械及终端设备加速普及

移动查房车、手持终端 PAD、远程会诊视频会议终端、视频采集终端、可穿戴设备等智能终端等可以通过集成5G通用模组的方式，使得医疗终端具备连接5G网络的能力。借助5G将院内的检验、检查设备以及移动医护工作站进行一体化集成，实现移动化无线检验检查，对患者生命体征进行实时、连续和长时间的监测，并将获取的生命体征数据和危急报警信息以5G通信方式传送给医护人员，使医护人员实时获悉患者当前状态，做出及时的病情判断和处理。

传统医疗设备设计复杂精密，例如大型医疗器械、医疗机器人等设备。此类医疗终端设备可通过网口连接医疗DTU或者通过USB Dongle连接5G网络。基于5G网络切片技术，为传输流量承压的医疗检测和护理设备开设专网支持，保障传输稳定顺畅。远程使用大量的医疗传感器终端和视频相关设备，做到实时感知、测量、捕获和传递患者信息，实现全方位感知病人，并且智能医疗终端打破时间、空间限制，为远程监护的广泛应用。

（2）网络需求的商业热点：5G适配无线医疗健康场景显现。

为保证医疗服务的安全可靠，运营商和医院在5G医疗行业专网方面已达成共识，5G部署过程需要考虑如下几点：

1）运营商公网频谱局域专用，可提供虚拟专网和物理专网两种方案，虚拟专网其实就是医疗行业和公众用户共享现有运营商的频谱资源，物理专网则是提供专用的频点给医院建设5G网络。

2）等级化隔离，医院对于医疗数据安全性有迫切需求，因此完成 5G 网络建设要充分考虑医疗行业的数据安全隔离性诉求。

3）定制化服务，现阶段医院内部的业务存在大量的上行大带宽业务，如远程超声、远程 B 超，以及大量 IoT 设备上传病患者生命体征数据信息，基于现有运营商的网络无法满足现有的上行大带宽，因此需要定制化的灵活帧结构，差异化无线服务满足垂直行业的需求，同时开发丰富的基站站型来满足医院内的各种场景部署。

4）网络要具备智慧化运营能力，满足现有医院内的设备可管理，业务可控制，业务可视化，故障易排查等能力（见图 4 - 23）。

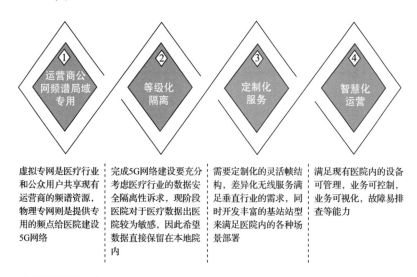

图 4 - 23 部署 5G 网络注意事项

(3) 平台升级的商业热点：云计算、MEC、大数据、人工智能、区块链等技术推动医疗信息化及远程医疗平台改造

为了让每个人都能够享受及时便利的智慧医疗服务，医院、互联网企业和科研院所必须加快数字化转型，运用大数据、MEC、云计算、区块链等前沿技术丰富医疗健康服务，满足人们对云服务、移动救护车、AI 辅助诊疗、虚拟现实教学、影像设备赋能等高价值应用场景的需求。在业务应用方面，新技术、新能力要支持各类疾病的建模预测，实现医学造影的病灶识别和分类；基于移动终端和可穿戴等设备，满足居民日常健康管理和慢病康复治疗的需要，支撑居民开展自我健康管理；支持基于 AI 的智能分诊、诊断辅助和电子病历书写等功能；支持基于传感网络的物联网应用架构；支持各类医疗终端设备的数据采集和利用；支持 MapReduce、Spark、Tez 等大数据分布式计算框架，其中区块链技术作为底层数据，可以对底层数据进行加密，实现医疗病患隐私数据的安全可靠传输。平台将具备多种算法库、大数据存储访问及分布式计算任务调度等功能，为患者提供以数字化为特征的、智能化与个性化相结合的诊疗服务，涉及预防、诊断、治疗和护理整个健康管理的全过程。

(4) 环境发展的商业热点：5G 医疗应用潜力无限，智能化和个性化是两大关键方向

国务院从 2009 年起，先后发布了《关于推进分级诊疗制度建设的指导意见》《国务院办公厅关于推进医疗联合体建设和发展的指导意见》《关于促进"互联网＋医疗健康"发展的意见》等医改政策，要求实现医院间、区域间的信息互联互通，电子健康档案统一数据标准，真正实现按照疾病的轻重缓急进行分级、分层诊疗，移动医疗、互联网＋智慧医疗将成为医疗服务发展的新契机。

社会现状对医疗卫生服务提出新需求。"百姓看病难"牵动着医疗服务者的神经，与此同时，医院面临就诊压力大，加上老龄化社会加剧和慢性病健康管理等问题，使得当下医院迫切需要转变运营方式。根据《"健康中国2030"规划纲要》，中国2020年实现每千人口医生数2.5人，2030年实现每千人口护士数4.7人，相比2015年已有较大提升，但仍低于当前经合组织国家的平均数。因此，医疗机构也在不断探索，从移动医疗等新技术手段将服务延伸，从治疗者向健康管理者转变。

技术进步促进医院智慧化建设。物联网、大数据、云计算、人工智能、传感技术的发展使得计算机处理数据的能力呈现数量级的增长，众多辅助决策、辅助医疗手段成为可能。而移动通信技术促进医院联合医疗保险、社会服务等部门，在诊前、诊中、诊后各个环节，对患者就医及医院服务流程进行简化，使医疗信息在患者、医疗设备、医院信息系统和医护人员间流动共享，让医护人员可以随时随地获取医疗信息，实现医疗业务移动办公，极大地提高了医疗工作效率。

经济发展拉动民众对更便捷和更高效的医疗服务需求。随着人均可支配收入的提高，人们越来越关注健康，对高质量医疗服务需求持续上升。据国家统计局数据，我国人均可支配收入在2017年达到了25974元人民币，较2016年增长9%。其中，医疗保健占总支出比例达7.9%，较2016年增长11%，人们对于健康的需求从过去"以治疗为主"逐渐转化为"以预防为主"。

4.6 5G+医疗健康商业发展的风险分析与控制

5G + 医疗健康作为一种新型医疗健康商业模式，其发展除了面临与传统医疗商业同样的风险外，还存在宏观环境风险、技术驱动风险、新形势下的医疗信息安全风险、法律法规相关风险等（见图4 - 24）。5G + 医疗健康市场发展风险具有高联动性、高危害性、高传播性等特点。为了将风险发生概率尽量降低，将其产生影响尽量减小，可以对风险采取应对与监控两种控制方式。风险应对是指提出处理风险的意见与方法，可以采取避免、转嫁、缓解和忽略等手段；风险监控是通过风险规划、识别、评估和响应等来确保风险管理能够实现预计目标。下文将分别从宏观环境风险、技术驱动风险、医疗信息安全风险、法律法规相关风险四个方面阐述5G + 医疗健康市场风险的具体内涵以及风险控制对策。

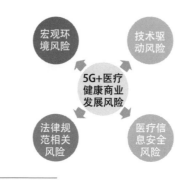

图4－24　5G＋医疗健康商业发展风险类别

4.6.1　宏观环境风险

（1）宏观环境风险分析

宏观环境风险包括政府政策环境风险和社会经济环境风险等。

政府政策环境风险指政府有关5G＋医疗健康的产业政策环境发生重大变化或有重要的法规政策出台，引起5G＋医疗健康市场的波动，从而带来的风险。从前文可知，国家及地方利好政策相继出台，为5G＋医疗健康的发展奠定了良好的政策环境。5G＋医疗健康的发展处于起步的关键阶段，目前的政策体系仍不够完善，行业标准、准入门槛相对较低，监管相对松弛，但随着市场逐渐发展，政策体系相继健全，监管细则相继补充，新的政策体系对5G＋医疗健康产业带来什么影响尚不可知。因此，一方面，相关政策的连续性和稳定性对于5G＋医疗健康的市场良性发展至关重要。另一方面，如果 5G + 医疗健康产业自身实现良性发展，政策导向必定是全力支持，反之，则可能采取政策措施制止其野蛮生长。

社会经济环境风险是指由于市场经济大环境变化的不确定性，引起 5G + 医疗健康市场的波动，从而带来的风险。在市场经济条件下，5G + 医疗健康的市场化发展受到社会经济环境，即"经济大气候"的影响。受经济周期波动影响，经济下行时期，5G + 医疗健康市场发展风险加大。这种风险可表现为两种形式：

1）未能做出符合外部经济环境变化趋势的决策，即做出错误决策。

2）由于对外部经济环境的把握不充分，未能适时做出决策，即不作为决策。

（2）宏观环境风险控制

对于宏观环境风险的防范，需要依赖市场参与者对国家宏观政策的理解和把握，对社会经济环境的预判和追踪，对市场趋势的分析与判断。

政府层面，应该积极构建友好政商关系、着力稳定市场预期、狠抓政策落地见效。例如健全政企常态化沟通机制、加强经济产权保护，保持政策的连续性和稳定性，加大政策解读力度，稳定市场预期等。

企业层面，企业通常无力决定外部环境，但可以通过改善内部条件来积极适应外部环境的变化，充分利用外部环境，并在一定范围内改变自己的小环境，以增强自身活力，扩大市场占有率。加强对国内 5G＋医疗健康相关政策的跟踪与研究，企业发展战略与方向紧跟国家政策风向，从而在顺应国家战略需求的同时，享受到相关政策红利。还应密切关注宏观经济走势，分析同行业的发展周期，评估 5G＋医疗健康行业本身所处的发展阶段及其在国民经济中的地位，分析影响行业发展的各种因素以及判断其对行业的影响力度，预测行业的未来发展趋势，采取积极应对、灵活变通的防范措施。

4.6.2　技术驱动风险

（1）技术驱动风险分析

5G＋医疗健康的发展与应用离不开诸多前沿技术的支持，如 5G 传输技术、边缘计算、大数据、云计算、人工智能等。由于技术驱动力不足而导致 5G＋医疗健康市场发展的风险，即技术驱动风险。如今是人工智能、大数据的时代，技术层出不穷，稍有不慎没有紧跟前沿创新型应用和技术，就会被甩出社会发展的车轮。当前由于技术局限性、技术主体的认知失误和迷失，技术使用过程中的技术异化、技术垄断现场的存在等，5G＋医疗健康在技术层面仍面临诸多挑战。

（2）技术驱动风险控制

政府层面，应在企业孵化、企业用地、企业纳税等多个角度大力扶持相关高新技术产业的发展，鼓励企业自主创新能力的培养与提升；坚持以人为本，要培养、引进、凝聚国内外 5G + 医疗健康领域优秀人才，尤其是引进国际学科前沿的顶尖人才，全方位、多层次加强队伍建设；加强相关计划和基金等方式支持相关技术研发工作；注重与国际技术研究发展的接轨，避免闭目塞听、闭门造车。

企业层面，要不断学习各种前沿技术或者掌握某一类前沿技术，以尽量降低技术驱动风险。一方面，加强技术预测，对于技术的研发周期、投入资金、操作难易度、转化难易度等进行全面的考察与评判，以避免开发方向失误可能引发的巨大风险。另一方面，可以与相关企业、科研机构、高校或其他组织积极合作，与有实力和经验的企业建立创新战略联盟，在数据库、云计算、人工智能及技术平台等方面进行产业技术资源整合进而推动创新，实现优势互补、风险共担和利益共享。

4.6.3 盈利模式风险

(1) 盈利模式风险分析

5G + 医疗健康产业的发展离不开互联网及信息技术的发展，虽然 5G + 医疗产业的盈利模式有待进一步的探讨，但患者信任度降低、平台服务运营商/医疗服务运营机构盈利能力弱、医生/医疗保险机构参与度不高、缺乏相关规范等仍是实现 5G + 健康医疗产业盈利的主要障碍。

患者信任度降低。患者是5G＋医疗健康产业最重要的参与方，也是5G＋医疗健康产业其他主体实现盈利的主要利润源。随着5G技术的发展和国家、省市地区出台的一系列政策，患者的参与度有明显提升，但由于缺乏面对面的诊断，患者尤其是经济欠发达地区的患者对5G＋医疗健康的信任度低、参与度依然不高。如何吸引更多的患者参与到5G＋医疗健康产业中，仍然是实现患者、医生、医疗服务运营机构及平台服务运营商等主体盈利的主要障碍之一。

平台服务运营商/医疗服务运营机构盈利能力弱。平台服务运营商作为前期技术研发、设备制造的主要主体，在前期投入资金、技术、人力巨大，但是截至目前来说，5G＋医疗健康产业实现盈利仍然无法与企业投入形成正比，虽有国家政策支撑，但企业发展依然缺乏驱动力；医疗服务运营机构作为患者、医生、医药电商、医疗金融及平台服务运营商的重要连接，其承担着5G＋医疗健康产业的实施的重要任务，承担着来自社会和患者的巨大压力，但5G＋医疗健康产业的盈利模式仍不明朗，尚未形成令各方满意的盈利模式。

医生/医疗保险机构参与度不高。知名主任医师参与度不高，如何建立患者—医生之间的信任关系，加大医生对5G＋医疗健康产业的参与度，是未来5G＋医疗产业政策急需解决的难点之一；医疗保险机构作为患者就医后的最后保障环节，在5G＋医疗健康产业中如何建立"患者—医院—医疗保险机构—患者"支撑体系，解决患者、医疗服务运营机构、医疗保险机构的烦琐手续仍是问题的重点。

（2）盈利模式风险控制

加强宣传，增强信任。政府层面应出台相应的激励政策推动5G + 医疗健康产业的发展，建立健全医疗保障体系，扩大医疗保险覆盖范围，刺激患者对5G + 医疗健康服务的需求。一方面，政府层面和服务运营机构应加大对5G + 医疗健康的宣传力度，消除患者对5G + 医疗健康新问诊形式的不信任感，提高患者认知。另一方面，服务运营机构应致力于提升医疗服务质量，为患者提供更为优质的医疗服务，优化就医体验，提升患者满意度，凭借自身优质的医疗资源和服务，吸引更多的患者参与到5G + 医疗健康产业中。

积极引导，增强参与。对于医生和医疗保险机构参与度不高问题，应从政府层面和医疗机构层面为切入点展开。首先，政府应加强顶层设计，出台与5G + 医疗健康产业发展相匹配的政策文件，积极引导医疗运营机构和医疗保险机构在5G + 医疗健康产业方面的发展，促进多方协调发展，建立健全医疗保障体系，将医疗保险机构融入5G + 医疗健康产业中，保障5G + 医疗健康产业的健康持续发展。其次，医疗机构应积极引导，完善相关规章制度，明确医院、医生的权责利，并在医护人员中积极宣传和引导，鼓励医生积极参与到5G + 医疗健康产业中，增强医生参与度。最后，通过政府和医疗机构的相互协作，形成"患者—医院

—医疗保险机构—患者"的良性循环，实现 5G + 医疗健康产业的健康可持续发展。

多方联动，协调发展。5G + 医疗健康产业涉及多主体，由于各主体之间权责利的模糊，造成相关企业发展缺乏动力、产业盈利模式不明朗。因此，应在国家政策的驱动下，明确各方的责任和风险，多方联动，建立完善的 5G + 医疗健康产业的盈利模式，最重要的是权责利的明确统一，实现 5G + 医疗健康产业的健康协调发展。同时，应建立健全的监管机制，由于 5G + 医疗健康产业涉及医疗信息安全和各种医疗行为，就必须要加强对 5G + 医疗健康产业相关主体行为的监管，规范相关主体行为，促进 5G + 医疗健康产业的健康持续发展。

4.6.4　医疗信息安全风险

（1）医疗信息安全风险分析

医疗信息安全风险是 5G + 医疗健康商业发展中的关键风险。5G 赋能医疗健康，使得大量的医疗健康服务从传统线下模式扩展为线上、线下有机整合模式，为医疗健康服务带来了便捷性、移动性，随之而来的是大量医疗数据的产生及其线上流转。对于不法分子来说，他们可以利用 5G + 医疗健康产生的数据进行定向营销与诈骗，从而获取非法利益，巨大利益驱使着他们通过各种渠道、各种手段盗取数据。一旦这种现象发生，将给每位患者及其家庭、相关企业、行业乃至国家带来难以估计的伤害与损失。

因此，如何有效存储、传输、利用并保护这些数据成为5G+医疗健康商业发展中的重要环节。

一方面，大量5G+医疗健康服务的开展需要依托于信息网络等虚拟平台，网络具有开放性和虚拟性，整个服务过程大概率通过网络传输，加上数据量的爆炸式增长、海量终端连接，如果网络技术水平不足、网络传输存在漏洞，极易受到不法分子的攻击。另一方面，国内互联网医疗信息安全相关的法律法规建设并不完备，互联网医疗监管工作开展不成熟，大多数互联网医疗服务平台未建立起合理、有效的信息保护机制，存在由于管理不完善导致数据泄露的可能性。这些都将给5G+医疗健康的发展带来极大的风险。

（2）医疗信息安全风险控制

首先，应强化5G+医疗健康核心技术的自主研发与掌控。5G网络和IT虚拟化，大量采用云化技术，需进一步加强云化技术、通用服务器、基础软件、芯片等核心技术和产品的研发与掌控。

其次，全面加强5G技术背景下的网络与信息安全保障机制。在建设阶段，规划、设计、建设5G网络与信息安全保障机制，确保上线运营网络和业务的安全性。在运营阶段，实施运作防御、监测、响应、预防一体化的防控体系，满足安全防护与管控要求。构建统一管控、智能防御、灵活可扩展的5G安全体系，在满足基本通信安全基础上，为不同业务场景提供差异化的安全保护服务，适应多种网络接入方式及安全架构，保证数据的安全性。利用先进技术，有效整合内外部资源，最大限度甄别潜在风险，打造精准的风险防控平台。

最后，建立健全监管机制，杜绝监管不到位导致的数据安全问题。明确行业主管、监管部门的指导监督责任，落实运营单位主体责任；加强基于大数据的舆情监测分析技术，提升舆情监测能力；加强对物联网行业用户的监管，留存物联网终端身份标识记录，提供终端安全事件监测和溯源、取证能力；应对信息安全形势变化，加强信息安全相关立法和监管。

4.6.5 法律规范相关风险

（1）法律规范相关风险分析

针对传统医疗服务模式的法律法规体系建设较为完备，而当前 5G + 医疗健康正处于初始发展阶段，5G + 医疗健康对应的应用场景丰富，如远程医疗、远程 B 超、移动急救等，其全产业链对应产品繁多，覆盖面广，涉及细节多，但我国 5G + 医疗健康、互联网医疗、大数据与云计算等方面的数据安全、信息管理、知识产权等法律法规还不够完善，由此给 5G + 医疗健康市场发展带来的潜在风险不容忽视。

（2）法律规范相关风险控制

完善的 5G + 医疗健康相关法律法规体系能够规范 5G + 医疗

健康各参与主体的行为，提供权责明确的法律保障。建立健全 5G＋医疗健康相关法律法规体系，可以帮助 5G＋医疗健康产业更好地适应新的发展模式。包括加强相关数据安全的法律法规，确定数据安全保护的各方职责，明确不良事件发生后的法律责任；加强 5G＋医疗健康对应的各新型应用场景中的信息管理规范建设，明确各参与方权利与责任，明确信息管理流程与法律责任；加强 5G＋医疗健康相关专利的法律保护，提升知识产权保护的力度，营造知识产权良好发展环境。

第五章

5G + 医疗健康的趋势展望

基于低时延、高速率、高可靠性特征，5G技术可保障移动急救、无线监测、远程诊断、远程会诊、移动查房、虚拟示教培训、导航定位、远程超声、远程机器人手术等场景数据安全与网络的高效连接，并将在医疗产业转型中发挥关键作用。5G + 医疗健康仍处于初级探索阶段，面临多方面的机遇和挑战。当前的重要工作是做好5G + 医疗健康技术的创新，不断提高网络传输过程中的稳定性和安全性，在医疗服务应用中不断完善改进系统，促进5G + 医疗健康服务全产业链交流跨界融合，推动医疗健康产业的创新变革。

5.1 5G + 医疗健康服务发展的趋势

随着人口结构老龄化、城镇化速度加快，疾病谱发生改变，

5G 与大数据、互联网 + 、人工智能、区块链等前沿技术在医疗健康领域融合应用，将对推进深化医药卫生体制改革，加快"健康中国"建设和推动医疗健康产业发展起到重要支撑作用。当前 5G 技术体系、商业模式、产业生态仍在不断演进和探索中，顶层架构、系统设计和落地模式也在不断完善。5G 医疗健康应用示范取得了一系列阶段性成果。5G 技术在远程手术、应急救援、中台操控、医用机器人操控、移动查房、远程监护、远程培训、手术示教、室内定位等医疗健康领域的众多场景进行了示范应用与推广。

　　5G + 医疗健康是 5G 技术在医疗健康行业的一个重要应用领域，随着科学技术和社会经济的发展，未来将会实现医生从在医院到在云端，医疗设备从医院内到随身携带，从院内全连接到少量设备远程化，再到设备普遍远程化的转变（见图 5 - 1）。

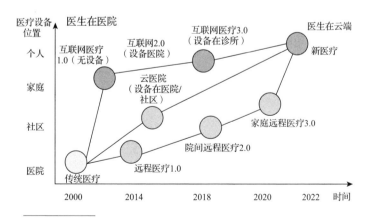

图 5 - 1　5G + 医疗健康服务发展趋势情况

归纳起来，5G＋医疗健康领域有五大发展趋势，表现在：

1）便携式、无线化医疗设备资源逐步从大型医疗机构走向基层医疗机构和个人家庭。

2）大型医院院内医疗服务走向无线化和智能化。

3）实体大型医院从支持院间远程医疗发展成为面向医联体、社区、家庭的医疗服务网。

4）互联网医院实现线上线下对接。

5）实体大医院主导的远程医疗和OTT主导的互联网医疗走向融合的新医疗。

当前，医疗与无线通信跨界融合的趋势与价值已经有目共睹，无线医疗的产业生态从互联网医疗行业政策、医院信息化需求、医疗终端通信能力和无线技术等方面看也初步成熟。未来，可通过5G＋医疗健康的持续创新，促进医疗的信息化建设，切实服务于医疗业务，最终消除医疗资源分配不均的鸿沟，提升医疗工作效率和诊断水平，让患者随时随地获取医疗服务。从长远来看，无线医疗将经历三个阶段（见图5－2）：

第一阶段，医院内医疗全连接：2018年，互联网医疗系统与应用国家工程实验室组织华为Wireless X Labs、郑州大学第一附属医院、中国信息通信研究院和中国移动共同推进5G医疗创新平台建设，基于一张承载医疗设备和MBB用户的全连接网络，推进医院信息化建设，研究在移动查房、无线监护、机器人查房和远程实时会诊等场景下，如何提升医疗监测效率，降低人工出错概率。

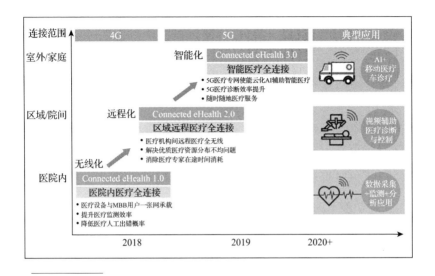

图 5-2　无线医疗未来展望

　　第二阶段，区域远程医疗全连接：2019 年依托郑州大学第一附属医院及其合作医院，开展区域远程医疗全连接业务研究。结合 5G 无线网络接入的超低时延以及 VPN 有线专网传输保障，进行远程操控医疗类场景的研究。这将推进远程 B 超、远程手术等前沿技术的落地，并将有效解决优质医疗资源分配不均和专家在途的时间消耗等问题。

　　第三阶段，智能医疗全连接：2020 年组织更多合作伙伴开展 5G 智慧医疗业务的研究，并在郑州大学第一附属医院试点和更多医院复制落地。结合 5G 技术与人工智能以及云计算，提供实时的辅助诊断能力，医疗检查过程中就能看到可疑标注点并指导进一步的深入检查，避免漏诊和误诊，提升诊断效率。

医疗健康产业需要不断创新。各国政府、医疗服务机构和医疗健康领域公司在实现改善医疗服务、提升健康水平和削减医疗开支这三重目标的过程中，面临着成本不断攀升和预期效果未实现等问题。根据医疗服务系统的调研结果，列出了医疗健康产业的几个重点创新领域，它们将成为或者已经成为热门的投资风口：

医疗物联网：生物传感器是可穿戴设备和医疗设备终端模组，它使消费者和临床医生依托 5G 能更加全面地监控和收集患者体征数据，跟踪患者健康，从而及早干预，甚至提早预防，以减少对患者生活的侵扰。

数据整合与分析：医疗行业对数据整合与分析的需求激增。因此，API 数据处理平台和卫生信息集成平台这样的公司必会受到投资者青睐。

AR/MR 技术：该技术借助 5G 网络可提供给患者低风险、人工生成的感官体验，以加速其行为的改变，这种方式更加安全方便，且消费者更易获取相关服务。

大数据：利用大数据提高患者满意度，医疗服务机构利用大数据算法挖掘丰富的数据资源，针对区域人群进行分析研究和重点疾病专项突破，以便有效地提高诊疗效率和患者满意度。

人工智能：人工智能是指让计算机具有类似于人类的思维能力，预计通过该项技术可更少地使用资源，更快更精准地完成目前由人类进行的工作，医疗服务行业的格局或将得到改变。

医疗机器人：按照用途不同，医疗机器人分为临床医疗用机器人、护理机器人、医用教学机器人和为残疾人服务机器人等。5G通信技术与机器人技术的融合，将大幅度提升数据传输的实时性、完整性及吞吐量，极大地增强机器人智能化、柔性化和精准控制能力，提升机器人应用潜力，推动机器人步入发展的快车道。

网络安全：新兴技术的不断发展，医疗数字化转型的逐渐深入，打破了以往安全的边界，各种恶意攻击更加猖狂。在5G新形势下，客户运营边缘化迁移，医疗健康数据安全性直接关系到用户的生命财产安全，医疗网络安全也将进入一个全新的时代。

移动医疗服务：零售诊所和紧急护理中心针对患者一系列的健康问题提供更方便和实惠的医疗服务。

远程医疗：远程医疗为消费者就医提供更加便捷的方法，同时可减少入院就诊次数及出行时间。这种便捷的诊疗模式有助于患者增强自我照护，预防并发症，减少入院急诊次数。

智慧健康：智慧健康从治疗扩展到预防，实现了医疗点（如医生办公室、救护车、患者家中或医院）检测的方便性和及时性，从而提升了患者救护的时效性和连续性，并降低了相关医疗费用。

5.2 5G+医疗健康服务发展面临的问题和挑战

当前5G技术体系、商业模式、产业生态仍在不断演变和探

索中，在顶层架构、系统设计和落地模式上还需要不断完善。在
5G + 医疗健康方面，虽然前期探索已取得良好的应用示范作用，
但是我们仍要看到 5G 在医疗健康领域的发展尚未形成成熟的模
式，普及应用还存在不少问题，主要体现在技术、临床、运营机
制以及支撑体系等方面。

5.2.1 技术方面

5G 技术体系、商业模式、产业生态正在不断演变和发展，
越来越多的 5G 应用场景将会出现在医疗健康领域中。事实上，
5G + 医疗健康在技术方面还存在一些问题亟待解决，主要体现在
以下四个方面：

一是数据可信度问题。5G 医疗的终端层主要为智能医疗健
康设备，为人体健康大数据检测提供技术支持，但是数据精准度
的衡量以及对复杂病况识别仍较为困难，从而导致医疗机构及患
者对监测数据不信任。误差较大的健康数据将直接影响后续疾病
诊断、健康指导与干预的可靠性。

二是安全与隐私问题。病患手机、可穿戴医疗健康设备等是
当前最贴近人体实时监测健康数据的装置，其监测得到的数据是
人体最为隐秘的信息之一。如何解决用户对隐私安全的顾虑，避
免用户对医疗健康设备厂家产生不信任感，也是需要考虑的问题
之一。

三是网络稳定性问题。目前来看，全国的 5G 主干网还不成

熟，包括跨区域、跨基站、跨运营商的传输还有一些不稳定的风险，实际的速率和预期的理论速率之间还尚有一定差距。在远程医疗领域，利用 5G 探索远程会诊风险较低，但是远程手术、远程急救等应用场景，由于其容错率极低，因此要求网络具备很高的稳定性，应在初期试点及场景先导性尝试的基础上，加强技术验证。

四是技术标准与规范问题。 5G 医疗在创新型医疗器械、终端设备接入方式、数据格式统一和应用数据传输等方面还存在许多不规范问题。智能医疗健康设备产生的数据要得到更加有效、专业的分析，需要对接到原有医疗信息系统中进行深层解读。因此，智能医疗健康设备与原有医疗信息系统的兼容互通是标准化工作需要解决的重要问题。

当前，5G 医疗应用以初期试点探索为主，多为应用场景初期的先导性尝试，技术验证、方案推广、可行性研究等仍较少，需要以企业为主体，加快构建"政、产、学、研、用"五位一体的创新体系。

5.2.2 临床应用方面

5G + 医疗健康服务在临床方面的应用主要存在以下几个方面的问题：

一是新业务提出更高的通信保障需求。 远程手术、VR/AR 示教、医疗机器人等对网络带宽、效率和可靠性提出了更高的要求

（见图5－3），传统网络已难以满足此类场景的需求。如远程诊断的各类应用对网络性能有着特殊的要求，一般而言远程会诊需要1080P、60FPS以上的实时视频质量要求，同时要求能将本地的医疗设备采集信息实时传输至远端。远程手术对网络的时延和安全也有着极苛刻的需求。远程手术在虚拟现实技术与网络技术结合下，依靠处于远端高灵敏度的手术机器人可以使得医生亲自对远程的患者"直接"实施手术操作，这对网络传输的需求更高，主要体现在几个方面：

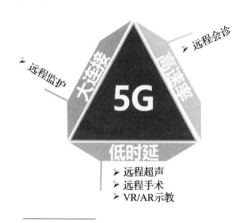

图5－3 远程场景提出的可靠性需求

1）低时延，要求从医生端到患者端的 RTT 时延小于10ms。

2）速率保障，必须保障从医生端到患者端的最小数据传输速率和带宽，以保证手术的顺利实施。

3）安全保障，主要表现在连接安全和执行过程安全，其中连接安全表示在连接的过程要保障连接的可靠性达到99.9999％，执行过程安全是指该网络不受其他因素的影响（比如安全攻击等）。但是，目前绝大部分医院使用的是公共网络进行远程会诊，在这种条件下开展业务，容易因安全隐患和网络质量问题带来误诊和漏诊，尤其是现在医学视频、影像数据等均对网络带宽、传输质量、传输速率、可靠性提出了更高的通信保障要求。

新业务的发展推动了卫生专网、物联网、互联网之间的深度融合。同时，3GPP、ITU 等多个国际标准及行业组织展开对智慧医疗场景及应用的研究。未来将有 20 多项新业务入驻新型医疗生态，新技术衍生的新应用对通信网络提出更高要求。

二是资源不共享制约智慧医疗的发展。医疗服务信息化是医疗改革的重要内容和必由之路，而大部分医疗机构由于在信息化建设中缺乏顶层设计和统筹规划，通常采用边积累边建设的模式，不仅成本高、周期长，更为严重的是内部系统之间信息不能互通，难以整合并有效利用信息资源，基础设施建设模式成为大数据共享、人工智能、移动边缘计算发展的瓶颈，从而制约"技术、应用、产业"的协调发展。

三是医疗数据安全面临挑战。近年来，医疗信息泄露、勒索病毒、木马播种等信息安全事件层出不穷，如 2017 年 9 月《法制日报》报道了一家医院的服务信息系统遭到黑客入侵，被泄露的公民信息达 7 亿多条。毫无疑问，医疗数据成为黑色产业违法犯罪的重要对象。2018 年，国内两家省级医院、多家三甲医院遭到黑客攻击，直接影响了正常就医秩序。随着病历电子化、医院上云、远程问诊等业务的开展，越来越多的患者病历信息、个人健康信息等接入网络，这在很大程度上提升了医疗服务效率，但同时也增加了病人信息数据泄露的风险。2018 年至今，我国医疗体系遭受攻击的频率呈明显上升趋势，医疗信息安全形势并不乐观，从安全指数所指向的问题来看，医疗行业信息安全建设意识薄弱，核心数据缺乏有效的安全防护。

四是应用创新融合仍面临诸多挑战。当前，我国各级医疗机构信息化程度参差不齐，存在稳定性和安全性隐患。国内各医院医疗服务无线化程度较低，对移动网络利用不充分。例如在急救车载救护场景下，我国多数救护车尚不具备远程诊疗能力，导致脑卒中、心脏病等患者在"黄金抢救时间"内难以得到有效救治，严重降低了患者治愈率。因此，5G＋医疗健康与信息化融合仍面临设备性能不足、标准缺失和信息化安全等一系列问题。

5.2.3 运营机制与模式方面

当前，5G＋医疗健康服务在运营机制和服务模式上能够打破现有医院壁垒，构建一个全新的大健康服务生态，打通医生、患者、检验机构、医院、药企、支付平台等各方的数据，不仅实现医患之间的无缝沟通，还能更大限度地发挥医生价值，最终实现医疗资源的高效匹配（见图 5－4）。在 5G 远程医疗、互联网医疗、应急救援、医疗监管、健康管理、VR 病房探视等方面展开5G 智慧医疗探索与应用创新研究，一方面可以提升医疗供给，实现患者和医疗机构的信息连接，最大程度提高医疗资源利用效率，便利就医流程；另一方面，医疗数据的价值被进一步挖掘，激发新型医疗服务模式的发展。

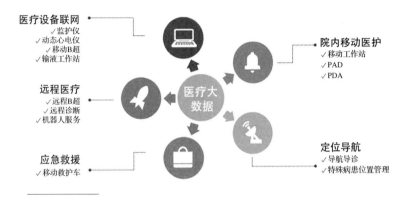

图 5 - 4　5G + 医疗健康服务医疗资源分布

在 5G + 医疗健康服务运营架构（见图 5 - 5）下，医务终端或移动医疗设备通过 5G 网络接入，医疗业务平台在医院本地部署（或在运营商机房部署），终端通过核心网的分流设备，就近访问本地医疗平台。医疗协同平台可能部署在医院本地或由第三方提供，远程终端通过医疗协同平台或本地医疗业务平台进行协同。医院通过相关设备、系统和流程，做到实时感知、测量、捕获和传递患者信息，实现全方位自动信息采集、物联化，并实现及时有效的传输、互联化，医院间可以快速转诊，实现信息资源的共享和依存，提高诊疗效率。

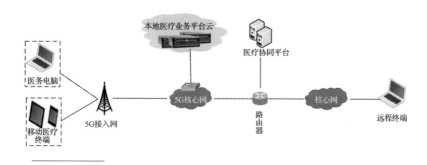

图 5-5　5G +医疗健康服务运营架构

5G +医疗健康服务的发展运营机制与模式也存在着一定的问题：

一是顶层设计和总体规划不够完善。目前，5G 医疗应用的顶层设计不够完善，缺乏相关文件引导。由于 5G 技术和医疗领域的结合涉及跨行业应用，亟须在国家统筹指导下，汇聚政府部门、研究机构、高校、重点企业和行业组织等多方参与、建立资源共享、协同推进的工作格局，并加强统一规划与监管保障，引导 5G 医疗行业创新应用健康发展。

二是 5G 与医疗健康行业深度融合面临机制障碍。由于 5G 技术和医疗领域的结合涉及多个学科和行业，跨部门协调的问题突出，5G 与医疗健康行业深度融合的体制机制存在障碍。跨部门医疗健康数据资源开放、共享难，信息孤岛问题严重，使得医疗健康数据得不到深度挖掘和利用，须提高产业整体协调效益，形成长期有效的跨部门合作机制。

三是 5G 医疗应用仍处于初始探索阶段，技术验证、可行性

研究不足。目前，5G 医疗应用以初期试点探索为主，多为应用场景初期的先导性尝试，技术验证、方案推广可行性研究仍较少，需要以企业为主体，加快构建政产学研用结合的创新体系。统筹衔接医疗健康 5G 技术研发、成果转化、产品制造、应用部署等环节工作，充分调动各类创新资源，打造一批面向行业的创新中心、重点实验室等融合创新载体，加强研发布局和协同创新。

5.2.4 支撑体系方面

近年来，我国政府积极布局、陆续出台系列 5G 技术重大专项和 5G 垂直行业应用等多项利好政策，为加快推动 5G 建设、行业应用和产业发展创造了巨大机遇。在"互联网＋"人工智能方面，依托互联网平台提供人工智能公共创新服务，加快人工智能核心技术突破，促进人工智能在智能家居、智能终端、智能汽车、机器人等领域的推广应用，培育若干引领全球人工智能发展的骨干企业和创新团队，形成创新活跃、开放合作、协同发展的产业生态。

国家和地方为 5G 医疗应用提供有力的政策支持，积极推进建设国内 5G 医疗应用示范项目，满足应急救援、院内信息化、院间协同等医疗全方位应用场景需求，重点围绕临床医疗业务需求，开展基于 5G 医疗健康创新应用研究，实现各种前沿技术在医疗服务中的应用。建立 5G 医疗泛在网，将覆盖数以亿计的医疗设备，医生可依靠这些设备实时获取患者的电子医疗数据，提高诊治质量和效率。针对一些高端医疗 AI 设备，5G 技术可给予其更高速、更稳定的网络环境，满足 AI 设备对海量数据的需求，从而确保设备的智能高效，为将来大量应用于医疗行业的 5G 应用和设备提供可靠的网络环境。但 5G + 医疗健康在支持体系方面还存在以下问题：

一是 5G 人才需求量急剧增大。5G 时代，由于新的网络架构和网络技术、多样性的业务应用、全云化的设备部署，与大数据、互联网 +、人工智能、区块链等前沿技术在医疗健康领域得到了充分整合和应用。从整个 5G 网的生命周期分析，从前期的规划设计部署到后期运维发现、解决问题以及整个网络的优化，都需要大量 5G 技术人才参与，其中 5G 应用、终端和运营商、元器件及材料、传输网络这四个领域人才需求占比逐渐减少。在 4G 技术基础上，结合在智慧医疗领域的应用，5G 网络会变得越来越复杂，这就要求今后的 5G 工程师除了具备传统技术能力，还应具有综合能力和极强的应变能力以应对 5G 的发展需求，并不断进行深度学习，熟悉医疗行业并做相应的分析，根据需求设计方案的架构，最终完成解决方案的开发。

二是需要大力财政支持。2008 年年底，IBM 首次提出"智慧医院"概念，设想把物联网技术充分应用到医疗领域，建立以病人为中心的医疗信息管理和服务体系。智慧医院基于移动通信、互联网、物联网、云计算、大数据、人工智能等先进的信息通信技术，建立以电子病历为核心的医疗信息化系统平台，将患者、医护人员、医疗设备和医疗机构等连接起来，为人们提供高质量的医疗服务。5G＋智慧医疗的快速发展，亟须政府投入大量财力，并积极引导社会各界予以财力支持，提升智慧医疗的基础保障。

三是缺乏政策性支撑体系。目前，我国5G医疗应用顶层设计不够完善，缺乏相关政策文件引导和促进5G＋医疗健康服务和产业化的发展。一方面，由于5G涉及多学科、多行业，跨行业深度融合存在障碍，尤其是在医疗健康数据方面。目前，我国还未出台相关的政策文件推进医疗健康数据的融合，破解跨行业深度融合障碍。另一方面，5G＋医疗健康还处于探索阶段，国家层面应加强统一规划与监管，积极引导5G医疗行业创新应用健康发展。

四是缺乏统一的标准与评价体系。目前，5G技术与医疗健康领域深度融合应用仍存在体制机制障碍。5G医疗数据种类多样（见表5-1），在创新型医疗器械、终端设备接入方式、数据格式统一和应用数据传输等方面还存在许多规范问题。5G医疗应用场景众多，不同应用场景对于网络的需求差别较大，尚无具体标准规范定义5G医疗的网络指标要求，亟须结合医疗健康行业应用特点，规范针对医疗行业的5G技术结构和内容，满足产业需要，不断完善和优化标准化技术体系，统筹推进技术创新、产品研发、标准制定、试验验证、知识产权处置和推广应用等工作。

表5-1 医疗大数据的数据类型

种类	内容
患者特征数据	主要有主诉、现病史、检查检验类数据。涵盖了疾病的主要症状、体征、发病过程、检查、诊断、治疗及既往疾病信息、不良嗜好,甚至职业、居住地等全部信息
病种数据	患者疾病的诊断结果,一般有第一诊断、第二诊断、第三诊断等。目前医疗机构大多使用ICD-9/ICD-10进行疾病的分类与编码
治疗方案与费用数据	根据诊断结果为患者提供的治疗方案与费用数据主要包括药品、检查、检验、手术、护理、治疗六大类,此外,费用数据还有材料费、床位费、护理费、换药费用等
治疗状态数据	即患者出院时的治疗结局,一般分为治愈、好转、未愈、死亡四类
管理类数据	除患者在就医过程产生的数据外,还包括医院运营和管理系统中的数据,如物资系统、HRP、财务系统、绩效考核系统等产生的数据

5.3 5G+医疗健康发展战略和策略建议

5.3.1 5G+医疗健康发展战略框架分析

5G发展以全数字、全连接通信的方式,推动了医疗健康产业升级,满足智慧医疗的发展需要。技术创新、成本变动与新的需求等因素会导致新兴产业的出现,尤其在医疗行业这一规律尤为适用。5G+医疗健康产业作为新兴的产业,离不开战略性新兴产业发展环境，主要包括要素禀赋、科学技术、制度与政策以及市场需求等。近年来，我国社会经济快速发展、人口老龄化、城镇化进程加快和疾病谱的改变，人们对医疗卫生服务的需求更加异质化和个性化。此外，5G＋医疗健康产业发展的另一个显著特征是医疗服务的复杂性与不确定性。在不完全竞争与规模经济的医疗服务背景下，政府可以通过补贴等政策扶持计划推动 5G＋医疗健康产业的发展。

战略性新兴 5G＋医疗健康产业技术路线的选择是政府、企业、高校和科研机构及第三方组织等主体基于各自利益目标合作博弈的结果。目前，5G＋医疗健康产业发展涉及的主要利益相关者包括 5G 运营商、通信设备供应商、医疗器械供应商、医疗服务机构、政府和患者（见图 5－6）。从供需双方来看，前四个主体为供方（提供和保障医疗服务），患者为医疗服务需方，政府

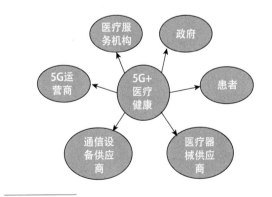

图 5－6　5G＋医疗健康产业发展的主要利益相关者

既是医疗服务供方（委托医疗机构等向国民提供医疗服务），又是需方（通过医疗保险支付购买医疗服务）。

打造5G＋医疗健康产业服务模式的战略目标是推动构建智慧医疗服务系统，包括远程医疗服务、数据挖掘、智能终端和应急救援等服务场景，实现高效、便捷、经济的全过程、全周期的健康服务。其中，远程医疗服务应用场景包括远程会诊、远程超声、远程手术、远程示教、远程监护、远程监护等，医疗健康数据挖掘包括电子病历、生命基本特征数据、生活环境数据等；智能终端或医学人工智能终端包括智能导诊机器人、移动医护、AI辅助诊疗、可穿戴设备、其他无线智能产品等；应急救援包括智慧急救云平台、车载急救管理系统等。战略性5G＋医疗健康产业的发展需要三个核心要素：技术、产品/服务、医疗市场，其决定了该产业发展的前景。

20世纪30年代，美国哈佛大学产业经济学权威乔·贝恩（Joe S. Bain）、谢勒（Scherer）等人建立了麦肯锡"结构—行为—绩效"（Structure-Conduct-Performance，SCP）产业分析模型，其提供了一个既能深入具体环节，又有系统逻辑体系的产业分析框架。其基本涵义是指市场结构决定企业在市场中的行为，而企业行为又决定市场运行在各个方面的经济绩效。在5G＋医疗健康产业中，运用麦肯锡SCP产业分析模型从特定行业结构、企业行为和经营绩效三个角度来分析外部冲击的影响（见图5－7），有助于优化5G＋医疗健康产业发展战略框架，探索5G＋医疗健康产业发展战略前景。

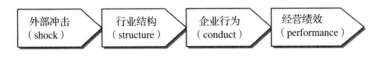

图5-7 "结构—行为—绩效"产业分析框架

从外部冲击看，其一，医疗服务市场环境已经发生变化，社会资本进入医疗行业已经在政策上放开。根据国家卫生健康统计年鉴统计，2015年民营医院数占比上升至52.63%，首次超过了公立医院数占比，2016年民营医院数占比更是达到56.39%，社会资本逐渐融入医疗服务行业。其二，无线通信技术更新换代较快。截至2018年11月，全球已有182个运营商在78个国家进行了5G试验、部署和投资。2019年，工业和信息化部颁发了5G商用牌照。其三，人们的生活方式发生改变，对高效便捷的医疗卫生服务需求逐步增加。

从行业结构看，智慧医疗成为5G产业投资热点，有数据显示，2017年1月到2018年8月，我国较为活跃的私募股权投资机构对5G产业链的200个投资案例中，智慧医疗有17个（占8.5%）。在我国，5G运营商有中国移动、中国联通、中国电信和中国广电，通信设备供应商有华为、中兴、诺基亚、爱立信等。医疗器械供应商相对较多，目前，我国医疗器械市场规模已超3000亿元，为全球第二大市场，但器械消费占医药市场的比例仅为17%，未来发展空间较大。对医疗机构而言，截至2019

年 5 月，据不完全统计，国内已有 45 家医院开展了 5G 相关项目
（2018 年仅有 3 家）。尤其在 2019 年 4 月 1 日到 5 月 17 日期间，
共有 33 家医院开展 5G 相关项目，平均不到 1.5 天就有一家医院
上马 5G 项目。在整个 5G + 医疗健康产业中，市场容量有限，国
家对少数特定厂商授予特许经营权所形成的政策性壁垒，已经进
入医疗服务行业厂商的绝对成本优势所构成的成本性壁垒会影响
医疗服务市场结构。

从企业行为看，作为市场结构、经济绩效的联系纽带，企业
行为通过各种策略对潜在进入者施加压力从而影响医疗服务市场
结构。社会资本进入医疗服务行业要获取一定利润，自然会出现
企业应有的行为特征。5G 和医疗设备器械供应企业可能会通过
营销手段和定价来占据市场，比如华为可以通过品牌宣传，培育
合作机构对华为的认同感和忠诚度，还可以通过价格优势获得市
场份额。如何尽快培育新兴医疗服务市场是企业首要解决的问
题，尽快占领新兴的 5G + 医疗健康市场是其中关键。

从市场绩效看，企业行为使 5G + 医疗健康产业组织在资源配
置效率、技术效率、经济效益和市场外部性等方面达到更好的状
态。企业应该重点分析产业内的平均利润率和盈利能力，探索多
样化的盈利模式，保证企业能够在医疗服务行业长期生存下去。
5G + 医疗健康产业的主要利益相关者达成共赢结果而不是零和博
弈，这是战略发展的关键。事实上，在医疗服务行业中，企业不
能一味用财务指标进行衡量，也需要考虑是否能建立长期的竞争

优势和员工的归属感，以及其运用新技术是否被社会认可，是否能够推动医疗健康的进步。

结合上述分析，我们构建了5G + 医疗健康服务发展战略框架（见图5-8），其战略目标是构建智慧医疗系统，实现高效、便捷和经济的全过程全周期的医疗服务。在战略主体上，5G运营商、通信设备供应商、医疗器械供应商、医疗服务机构、政府和患者等主要利益相关者达成共赢结果。在战略保障上，需要构建合理的运行机制和监管机制，政府要出台相关措施，以保障发展战略目标得以实现。

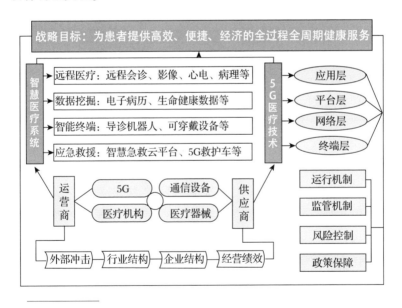

图5-8　5G + 医疗健康服务发展战略框架

5.3.2　5G + 医疗健康发展策略分析

为促进"5G + 医疗健康"服务战略创新发展，建议从以下五点赋能 5G + 医疗健康产业发展：

（1）完善 5G + 医疗健康服务发展的顶层设计

加强顶层设计的制定与研究，在顶层设计统一布局和规划下，有效避免信息孤岛和重复建设，提升各系统间的运行效率，促进 5G 与医疗健康行业的深度融合。智慧医疗和健康服务业的总体目标是通过医疗信息化，全面创新未来的健康理念和医疗体系。政府和行业部门要指引医疗健康服务网络建设方向，合理调配医疗卫生资源，推动医疗信息标准和医疗机构信息系统的有效集成，建立统一的医疗信息服务系统，优化各个地区医疗健康服务网络建设，包括社区与乡镇医疗服务的医疗保健网络，破除信息壁垒。引导 5G + 医疗健康服务行业健康良性发展，多方参与，建立资源共享、协同推进的工作格局，破解 5G 与医疗健康行业深度融合的体制机制障碍，推动跨部门的 5G 医疗健康数据资源开放、共享和协同。

政府相关主管部门及时出台和落实相关配套政策、方针等指引性文件，统筹协调 5G 技术研发、行业标准制定、健康产业发展、应用推广、安全保障、服务支持等各环节，合理规划和分配基站、网络切片边缘计算等资源，促进 5G 医疗健康基础设施建设。出台配套措施，鼓励各大医院之间合作以及与 5G 通信相关企业合作，将 5G 技术应用到医疗健康服务产业，真正发挥其应有作用。政府发布政策文件，构建统一的医疗卫生信息系统，运用 5G 技术手段实现优质医疗资源的共享。围绕医疗领域重点迫切需求，加大关键核心技术攻关，加快智能产品培育创新，促进 5G 和医疗健康领域深度融合，为推进健康中国战略做出积极贡献。

（2）着力推动关键技术创新与持续改进

根据 5G + 医疗健康的整体技术架构，政企部门要聚焦 5G 关键技术在医疗卫生领域的应用需求，研究 5G + 医疗健康产业的整体系统架构和技术思路，确定 5G + 医疗健康相关产品和应用服务的技术组成，实现成熟、多样化、人性化的信息应用。一是提升信息采集技术，增强数据可信度。保障数据真实准确和标准统一，有助于疾病诊断、健康指导与干预。二是增强安全保障能力，保护患者隐私信息。加快构建政产学研用结合的信息安全创新体系，引导信息安全企业、5G 技术研发与应用企业、科研机构、高校、医疗机构合作，强化安全标准的研制、验证和实施，满足医疗卫生领域对 5G 技术和产品服务保障的要求。三是强化 5G 技术网络的稳定性，逐步缩小实际的速率和预期的理论速率之间差距。四是完善技术规范，出台技术标准。进一步提升 5G 医疗技术在创新型医疗器械、终端设备接入方式、数据格式统一和应用数据传输等方面的规范水平和标准。

保障 5G 技术的可持续提升和突破是关键。推进产需对接，有效整合产业链上下游协同创新。支持企业建设一批应用于医疗健康领域的5G研发机构和实验室，提升创新能力和水平，重点开展5G医疗技术研发。同时，鼓励企业与高校、科技机构对接合作，畅通科研成果转化渠道。充分利用5G与MEC能力，创新5G+医疗健康服务方式，满足人们对未来医疗的新需求，在移动救护车、AI辅助诊疗、虚拟现实教学、影像设备赋能等高价值方面实现全场景创新应用，并在使用中不断完善改进，推动5G+医疗健康服务达到新高度。

（3）加快建立5G技术在临床上的规范和标准体系

5G+医疗健康服务领域临床用5G技术规范亟须建立完善。首先，要加强医疗机构5G基站部署和深度优化，强化网络质量，增强信息基础设施建设，为临床普及5G创新应用奠定良好的工作基础。其次，不断强化5G技术应用普及理念，尤其是在临床医生中加大5G+医疗健康的宣教培训。从医生角度，要主观上去接受、认同5G+医疗健康服务；从患者角度，要在基层实体医疗机构去引导患者，以优越、便捷、高效的就诊体验培养受众群体；从医疗行政管理部门角度，规范5G+医疗健康服务标准，制定行为准则和相应的规章制度；从数据服务角度，开放各医疗机构数据，形成统一标准体系，为5G+医疗健康服务提供完备的影像、病理以及个人健康档案，实现远程诊治数据无障碍，远程医疗临床服务无痛点，切实改善医疗资源相对薄弱地区的卫生健康环境。同时，鼓励大型医疗机构、高校或医学研究与5G通信企业合作建立研究中心，不断完善和优化临床用标准化技术体系。根据现有的 5G 技术标准并结合临床应用的要求，进一步加强临床医疗应用与 5G 技术融合的研究，实现临床医疗系统内的行业标准与 5G 的技术标准的融合。构建 5G + 医疗健康物联网评测体系，支持面向标准符合性、软硬件协同、互联互通、用户体验、安全可靠等检测服务。

（4）构建和完善 5G + 医疗健康服务的持续运营机制

运用 5G + 医疗健康服务模式，是为了充分利用有限的医疗人力和设备资源，发挥大医院在疾病诊断、监护和治疗等方面的医疗技术优势。如何让这种服务模式能够持续运营下去，就需要构建完善的运营机制。

一是建立完善的医疗健康信息互联互通体系，保证信息能够及时共享，有助于提升诊疗效率。支持已实施和拟实施的重大医疗健康 5G 应用示范项目和相关典型案例及创新案例向各相关领域推广，积极推动管理模式和商业模式创新。运用物联网、医疗云、医疗大数据应用等信息技术，打破医院各科室间在传统医疗模式下的信息孤立格局，努力实现区域内 5G + 医疗健康应用全面协同和医疗健康数据资源全面共享。

二是建立完善的 5G 医疗服务运营模式，最重要的是权责利的明确统一。在《医疗服务管理规范》的背景下，进一步明确收费标准和分配机制，合理划分 5G + 医疗健康的责任和风险。另外，完善 5G + 医疗健康运行模式，促进医疗资源共享下沉，提升下级医疗机构的医疗效率和诊断水平,缓解患者看病难的问题。

三是建立完善的监管机制,加强对 5G + 医疗健康行业的监管,保证 5G + 医疗健康行业的健康良性发展。5G + 医疗健康服务产业是一个新兴产业,涉及医疗信息安全、社会资本的参与、医疗机构的服务行为等,亟须建立完善的监管机制。

(5) 完善 5G + 医疗健康服务的支撑体系

5G + 医疗健康服务模式的顺利运作,亟待建立强大完善的支持体系,尤其在 5G 医疗技术方面。运用 5G 技术建立起来的医疗物联网生态系统,将庞大众多的医疗设备、医疗信息、医疗人力资源等连接起来,医生可依靠这些设备实时获取患者的电子医疗数据,提高诊治质量和效率。

一是加大 5G 人才培养力度,满足医疗健康市场需求。5G 医疗技术服务从技术研发到技术维护的全过程都需要人才参与,加上 5G 技术的复杂性和先进性,原有的人才储备不能满足现实的需要。不断推进 5G 医疗技术人员的培养,强化深度学习,熟悉5G 技术在医疗行业的应用范式。

二是加大政府财政投入,建立完善的补偿机制。5G 技术应用到医疗服务行业,服务对象是患者,并未改变市场的特性,即5G + 医疗健康服务产业仍旧具有社会公益性和福利性。政府在产业中的角色不能缺失,要承担国民医疗健康的购买职责,比如提升医保报销比例,持续加大信息基础设施建设力度等。

三是亟待出台相关配套政策,保障 5G + 医疗健康服务产业的健康发展。5G 技术和医疗领域的结合涉及跨行业应用，需要在国家政策层面上的统筹引导，形成长期有效的跨部门合作机制，做好部门、区域之间的协调，破解 5G 与医疗健康行业深度融合的体制机制障碍，发挥政策主导和指引作用。

四是完善 5G + 医疗健康系列标准的体系设计。依靠 5G 大环境下的技术标准制定，结合医疗健康行业应用特点，建设 5G + 医疗健康标准验证、软硬件测试和仿真等标准服务平台，加快推进面向医疗行业的 5G 标准体系的制定、实施和应用，以规范医疗健康行业的 5G 技术结构和内容，加强医疗应用与 5G 技术融合的研究，实现医疗行业标准与 5G 通信标准的融合，满足 5G + 医疗健康产业可持续发展需要。

五是健全产业安全体系建设。引导信息安全企业、5G 技术研发与应用企业、科研机构、高校、医疗机构合作，加强 5G 架构安全、异构网络安全、数据安全、个人信息安全等关键技术和产品的研发，形成安全可靠的技术体系，增强安全技术支撑能力，防止医疗健康信息丢失或篡改以及非法访问，有效保护个人隐私和信息安全。强化安全标准的研制、验证和实施，满足医疗卫生领域对 5G 技术和产品服务保障的要求。建立健全安全保障体系，增强安全监测、评估、验证和应急处理能力。